大樂文化

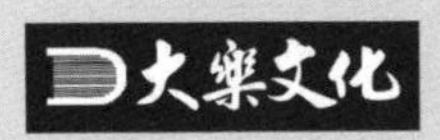
大樂文化

大樂文化

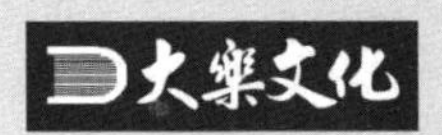
大樂文化

優渥叢書

補強基因的缺陷

天天訓練自癒力！

哈佛、牛津醫生沒說，但一直實踐的20個保健秘訣

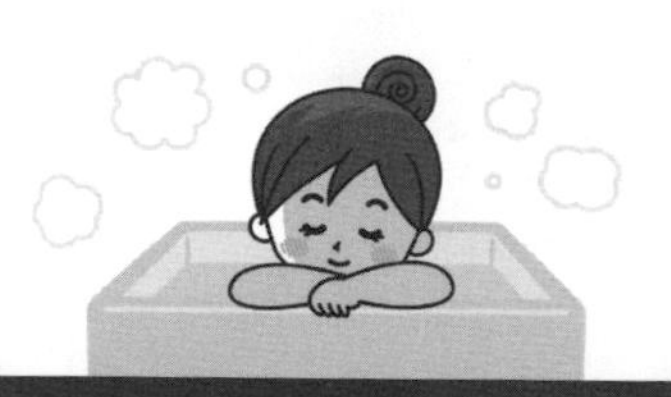

優渥客──著

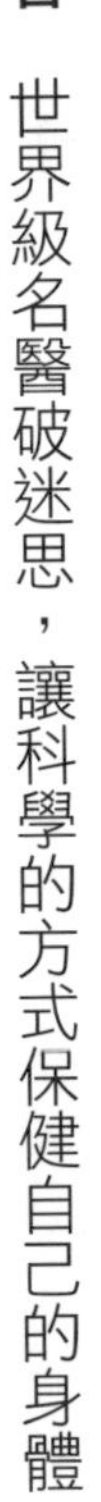

chapter 1

為何生病不一定要看醫生？因為身體有修復力！ 018

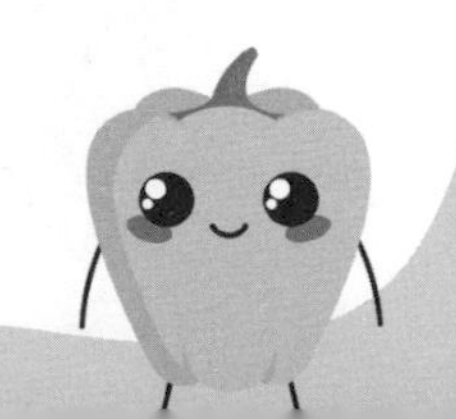

CONTENTS

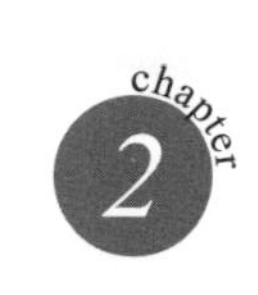

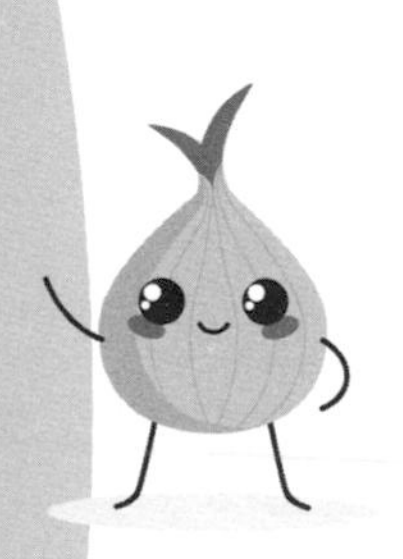

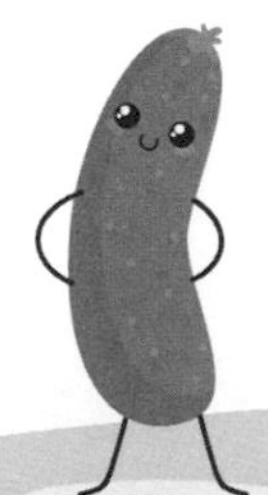

chapter 3

學世界級名醫的生活小習慣，啟動你的自癒力！

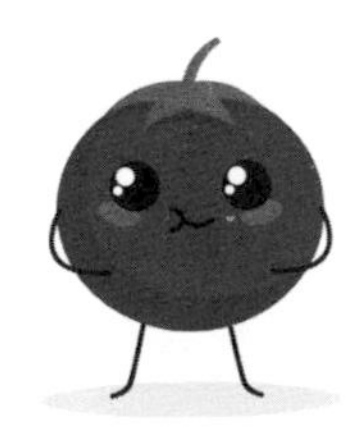

CONTENTS

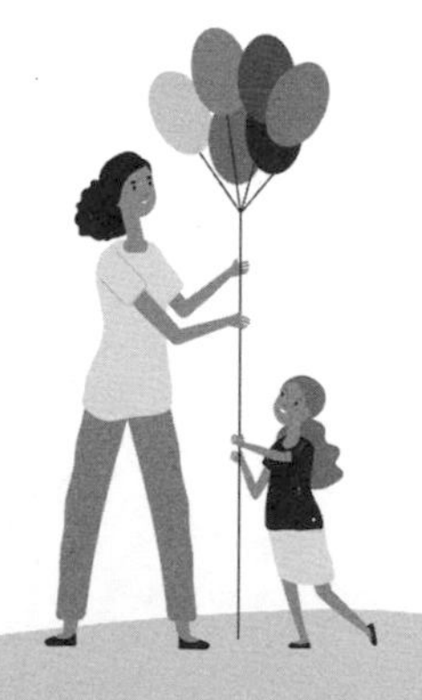

走路、排汗、做體操，只要15分鐘就能減少癌細胞！

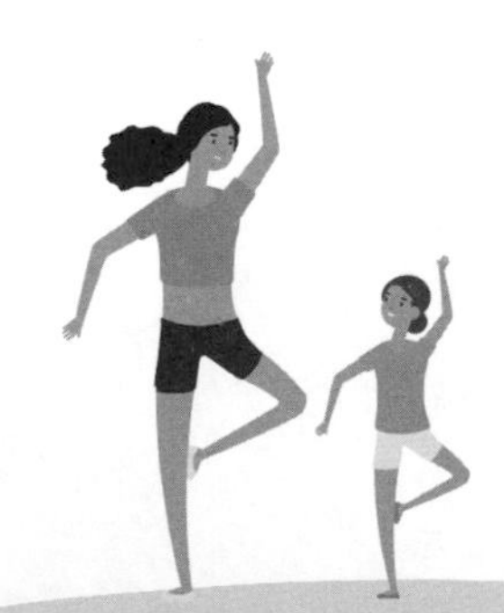

CONTENTS

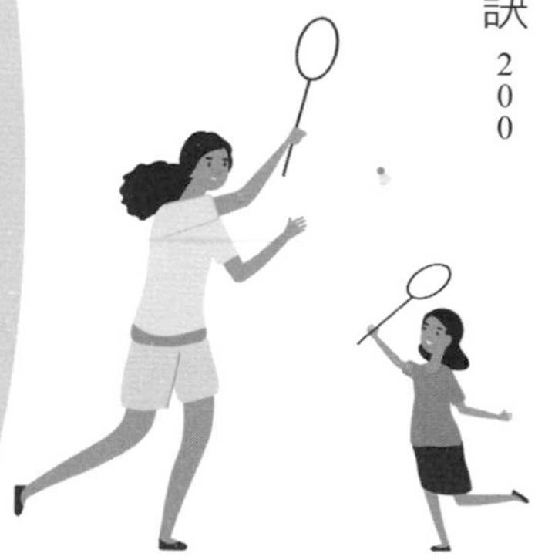

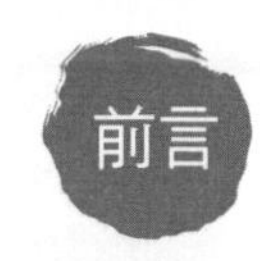

世界級名醫破迷思，讓科學的方式保健自己的身體！

各位身邊一定有親戚、長輩們，因為擔心年紀大可能伴隨的各種問題，習慣一有小毛病就往醫院跑，家裡的藥一包疊上一包，甚至一天就吃上好幾種保健食品，只求一個心安，希望可以藉此解決各種疑難雜症。

但是仔細觀察會發現，這些長輩依然鬱鬱寡歡，平日也鮮少運動，大多關在家中看電視，甚至不忌口地吃加工品或重口味食物。不禁為他們覺得可惜，雖然為了身體健康，吃了這麼多藥物和保健食品，卻捨近求遠，不懂得從生活中做起，仍時常為病痛「操煩」。

至於年輕族群們，從學生時代開始，就不乏許多積極行動者，為了變瘦變漂亮，打聽各家標榜快速瘦身的名醫，從西藥、中藥，到各種偏方都試過，結果往往在用藥的一、二週內快速瘦了幾公斤之後，漸漸地體重就不再下降，反而明顯地氣色變差。有些人皮膚乾燥、長痘痘，也有人甚至因此暈倒在路邊。

觀念錯了，比生病更可怕

為了幫助這些長輩以及年輕朋友們，本編輯部蒐集許多相關書籍與學者專家見解，發現許多看似正確、毫無疑問的「健康傳言」都不是真的，又或是觀念「只對了一半」，但其實差那一點卻差很大！也難怪有人說，錯誤的觀念比生病更可怕，因為原先可救的小病，最後卻可能因錯誤觀念釀成大病，自己找罪受。

那麼，何謂對了一半的傳言？例如，「藥物吃多了會傷身」的說法是對的，卻不適用在每種情況下。像是患有憂鬱症的人，在自覺病情稍有好轉之後，就自行停藥，殊不知許多精神疾病類的藥物，是屬於治本藥物，不能亂停藥，否則會讓病情反覆發生，甚至會傷腦。

又像是許多外食族，飲食難以兼顧均衡與美味，乾脆餐餐以肉食為主，然後再每天吃標榜可補充蔬果纖維的保健食品，卻不知道，不適合的保健食品也會傷身。

生病自行服用成藥，恐關掉身體警訊

媒體曾報導高雄有位二十歲女大學生，疑似罹患登革熱，但未到醫院就診，擅自三次到藥房購買成藥，卻依舊發燒、腹瀉、背痛，拖了六天才到診所就醫。經醫院通報後，疾病管制署將此列為高度疑似案例，衛生局因此對出售成藥的藥房，依違反藥事法開罰。

看到這則新聞，可能有人認為是那位女大生的運氣不好，如果不是像登革熱這類的急性傳染病，只是一般感冒到藥房買成藥吃，在家自行痊癒也不會鬧成新聞吧！

雖然一般人面對的不是重大疾病，吃成藥也會慢慢痊癒。但是成藥就像罐頭食品，並不考量個人症狀；醫生卻能對症下藥，從患者的症狀與個人差異仔細斟酌考量，例如藥量太少達不到效果、藥量太多容易有副作用等等，這就不是自行購買成藥可以做到的。

自行購買成藥最可怕之處在於，當身體出現不適時，自己視症狀判斷後耽誤病情。就像新聞中的女大生，自行使用藥物抑制咳嗽、痛感、身體倦怠感、不適感，等於是關掉身體出現異常的重要警訊，有可能會因此忽略大病的徵兆，若是等到症狀嚴重才去醫院，很可能病情已經惡化。

當然，人體是一個極度奧秘的系統，醫學界仍有許多尚待解決的疑問，包含如何治癒癌症、如何防止失智症等問題。又加上每個人先天基因、身體狀況、年齡的不同，該有不同的應對方式，實在難以一言以蔽之。像是得到癌症究竟該不該治療，似乎就是個難解的問題。許多人認為，賈伯斯若一開始接受手術治療，是有機會治癒的；然而，也曾聽聞某位罹癌長者，得知患有乳癌後積極化療，卻在短時間內因不堪化療而驟逝。

但是，掌握正確的健康觀念及原則，終究是對自己以及家人健康最有利，也最安全的方法。因此，本書特別綜合醫師及專家的意見，期待給予讀者一些保健自己、遠離疾病的種種正確觀念。希望下次當我們遇上健康問題時，能做出最正確的判斷，也提醒我們，其實多留意日常生活中的小細節、小動作，就可以幫助我們更健康。

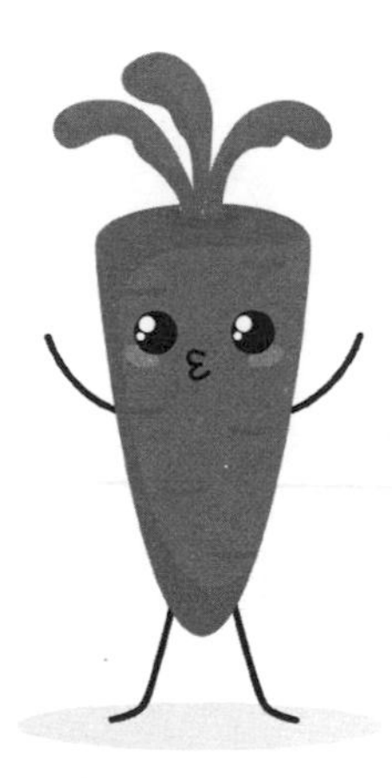

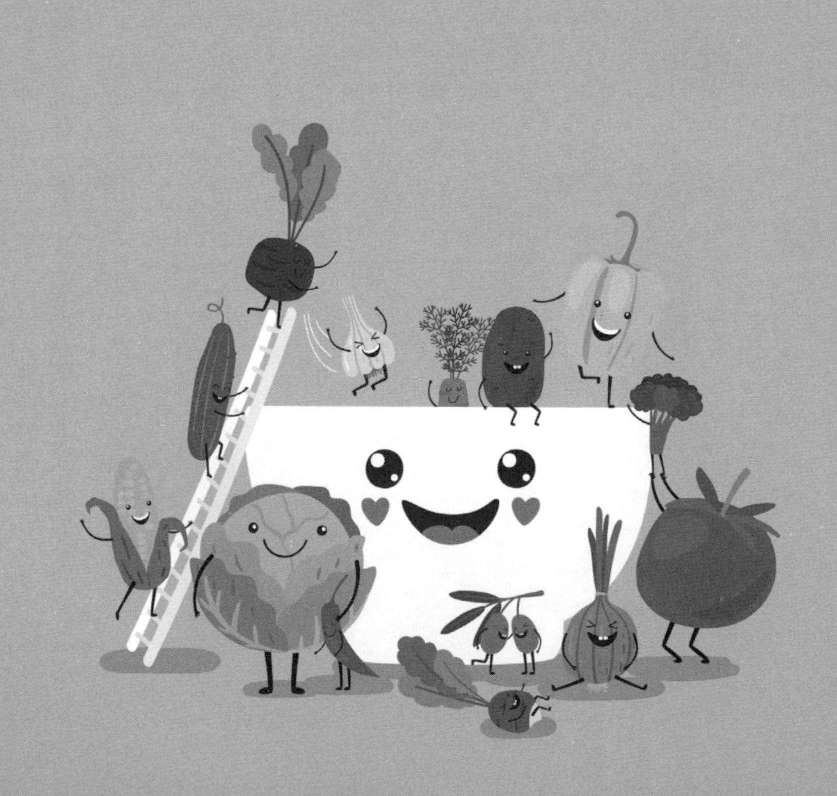

Chapter 1

為何生病不一定要看醫生？因為身體有修復力！

你是不是一不舒服，就跑去看醫生？

身體不舒服時，你會怎麼做？根據行政院主計處的調查，有六成六的民眾會去看醫生，近兩成的民眾會多休息，而一成多的人則是選擇買成藥。

不少人認為全民健保制度，影響了台灣人的就醫習慣，無論大小病痛都往大醫院跑，如果拿藥回家一兩天還「吃不好」，就會再跑另一家醫院，甚至是一家看過一家。

生病一定要看醫生、打針或吃藥，這觀念已經根深蒂固在臺灣人的腦袋裡了。不像古早時候，若是有感冒、咳嗽症狀，只要喝點阿嬤煮的熱薑茶，熱出一身汗、大睡一場，馬上就又生龍活虎的。但今日西醫成為主流醫學後，阿嬤的祕方慢慢退休，取而代之的就是全民看醫生、全民吃藥。

看完醫生，還是不知道哪裡有問題？

很多人也都有以下的經驗：長期趴在辦公桌上打電腦，不良坐姿讓整條脊椎都「歪」了，已經到了站也腰痠、坐也背痛的地步，直到再也無法忍受了，才痛下決心去看醫生。

不過，醫生也不是說看就看得到，確定好要看哪家醫院、哪一科的哪一位醫師後，真正的考驗就來了。為了要掛到最前面的號碼，在開放預約掛號之前，就要先「守著電腦守著你」，等到可以預約的那一秒到來時，就要趕快打電話或是上網登入資料，熬夜搶掛號就像是在廟裡搶頭香。

等到要看病的那一天，還得先跟公司請假，在候診區耐心等個至少一兩小時，為了不浪費這一兩個小時的生命，手機、平板電腦、小說都是必備良伴。

好不容易見到醫生，拉拉雜雜說了一堆自己的症狀，希望可以盡量描述清楚，結果醫生只回應：「嗯……嗯……好，回去吃點藥就好了。」

往往就這樣結束了看診！花了大把時間和精神看醫生的結果，就是速戰速決地拿回了一大袋藥，卻對自己的病情沒有進一步的了解？

所以撇除身體不適的感覺不說，看醫生往往也給人不愉快的感受：等候時間以「小時」計算，與醫生面對面溝通的時間卻是以「分鐘」計算，而且醫生多半不太會主動詳細解說病情。

根據台灣醫療改革基金會針對上千名、近三個月曾至醫院看過病的民眾調查，顯示出近六成的民眾向醫師陳述病情的時間不超過三分鐘，又有近六成的看診時間不超過五分鐘。大家普遍的經驗都是，醫師沒時間衛教解說，看完了還是「霧煞煞」，不知道為什麼會生病，甚至不知道自己是生了什麼病，只記得要拿藥。

儘管近年來，藥品的標示在衛生署的要求下愈來愈詳盡，醫生提供的藥袋上，也依照藥事法的規定，會列出藥品名稱、治療病症、副作用及保存方式和有效期限，但是依然無法得到醫生或藥師詳細解說，拿回家的一大堆藥，通常就只能被動地照單全收。

健康和生病不是相反詞，有些病不必找醫生治

雖然大部分人知道跑醫院很花時間，不過當覺得身體不舒服時，大家還是會選擇先看醫生，要解決這種「不喜歡又不得不做」的討厭感覺，就只有讓自己不要生病！但一定又有不少人認為，人怎麼可能不生病？

的確，人沒有不生病的，但其實生病不一定要看醫生，**西醫之父希波克拉底就說過：「疾病的療癒是透過自身的自癒力，醫師只是從旁協助而已。」**

世界衛生組織（WHO）將健康定義為「身體、精神及社會生活中的完美狀態」，而非「純粹指不處於疾病或虛弱的狀態」。人的一生中，難免會有病

痛，不過原來許多「疾病」，根本不需要上醫院、看醫生。

就像很多動物受小傷後，只要躲在隱密的地方休養一陣子，不必做人為的治療，傷口就會自然癒合，身體也會逐漸復原。人類也是一樣，最神奇的莫過於即便被切除了一部分的肝臟，之後也可自行再生，這就是生物與天俱來的自我保命能力——自癒力。

有時候，不舒服只是因為「身體累了」

現代人常因生活、工作忙碌，忽略身體發出的警訊。當自己的身體覺得累了、不舒服了，就該有所行動滿足身體的需求，可能需要稍作休息、紓壓，或是需要就醫進行治療。

去年某位藝人在凌晨拍攝綜藝節目，突然倒地不幸過世的事件，疑似是因為過勞狀態下，加上熬夜進行高強度的運動所致。台大醫院急診醫學部主治醫師方震中表示，無論民眾平時是否有維持正常體態、健康生活，一旦長時間熬夜或是過勞，還是會造成身體很大的壓力，進而導致猝死。

因此當身體過度疲勞、產生不適時，還是應該放下手邊的大小事，正視身體的聲音做充分休息。

又例如藝人郭富城為了在演唱會有完美表現，逼迫自己一天練舞十六個小時以上，想要趕上排練進度，但同時也接拍電影，沒想到勉強身體狀況的結果，就是背肌嚴重拉傷。

背傷讓郭富城驚覺，不當使用身體的結果，竟是換來這麼嚴重的傷害、劇痛，於是他暫停跑步，改用騎腳踏車代替，並且給自己一個長假好好休息，身體的自癒力恢復了，背傷也就自然痊癒。

因此，無論你是否習慣跑醫院、相信現代醫藥科技，希望都能藉由本書，先認識什麼是自癒力，以追求真正的健康境界。**科學證實即使被診斷為慢性病者，都可透過強化自癒力再次回到健康的行列。**

而提升自癒力這件事，什麼時候開始做都不嫌晚，若你現在正被一些病狀困擾，可以從本書提供的做法慢慢改善症狀；若你想要從根本做起，就更不能忽略許多自然醫學名醫建議的說法，自癒力是最有力的治療武器。

西醫之父希波克拉底這樣說

疾病的療癒是透過自身的自癒力，醫師只是從旁協助而已。

買成藥太方便，小心長期吃出問題

很多人只要一有感冒症狀，就急著看醫生；而沒時間跑診所、醫院的人，往往就近到藥房買成藥來吃。其實，**大部分的成藥都無法直接治療感冒，只能緩解咳嗽、鼻塞、流鼻水等感冒引起的症狀而已**。而多數感冒也不用吃藥就會自行痊癒，視個人抵抗力不同，原則上只要多喝水、多休息，大概七到十天就能漸漸康復（關於感冒症狀緩解，詳見第4章）。

如果你是一有小感冒就吃藥打針的人，請聽聽作家醫師許添盛的說法，他認為人的身體本來就是健康的，因為身體具備自我療癒的能力。從事身心靈整體健康研究多年，擅長癌症治療及預防復發的許醫師，發現真正治癒疾病的往往是患者自己，他所做的，只是激發出患者自我療癒的力量而已。

令人聞之色變的癌症尚且如此，何況是一般的慢性病。也就是說，許多三高病症、便祕、腹瀉、過敏、腰痛或代謝症侯群等，都可以透過身體自癒力的調養逐漸痊癒，不是非看醫生、非吃藥打針不可。

想維持自癒力，關鍵在良好的生活習慣

年過六十曾任元智大學校長的王國明，曾有膽固醇過高的問題，所幸他從年輕時就一直抱持只吃七分飽的習慣，就算是面對自己喜愛的食物，也很節制，而且即使工作再忙碌，也一定會運動，這些生活習慣讓他的身體一直都有很好的自癒能力。

所以當他發現膽固醇過高時，也只僅忌口高膽固醇的食物、固定每天早晨在住家附近快走，再加上假日時去游泳，膽固醇問題很快就在自癒力的力量之

下不藥而癒了。

此外，以吃素聞名的立法委員林鴻池，也因為多吃蔬果提升了身體的自癒力，把糾纏他很久的胃痛及三酸甘油脂偏高的問題給解決了。曾經林鴻池最愛的就是焢肉飯、滷豬腳，更認為自己身為民意代表，不吃肉怎麼跟大家「交陪」。但他也因此經常犯胃痛、三酸甘油脂超出標準。

雖然當初只是便當裡一塊有血絲的白斬雞，讓他興起了吃素的想法，但沒想到吃素才一年時間，他的胃痛毛病就自然痊癒了，也因為身體的病痛減少，整個人變得更加開朗、溫和。

從以上的名人案例看來，「自癒力」真是個神奇的醫生，既然自癒力如此神通廣大，為什麼人還是會生病？其實，**不是因為自癒力失效，而是它的功能被不良的生活習慣磨損了。**

就像一輛名車性能再好，若是沒加油一樣跑不動；又若是加錯油、加到劣質汽油，車子還是會故障。人體的自癒力也是一樣，吃錯食物、不愛運動、缺乏充分睡眠和正向的人際關係等等，都會損害自癒力，人體當然就容易生病。只有維持良好的生活習慣，才能提升自癒力，防止身體的潛在疾病，變成真正的疾病。

所以即便是自癒力，也是需要保護、保養以及強化的。**首先要先信任人體的自癒力，不要過度依賴醫生**，不管是初期糖尿病、高血壓這些慢性病，或是眼睛痠痛、肌肉疼痛這些表面上的症狀，其實首要做的是檢視並修正自己的飲食與生活習慣，吃藥應該是最後選擇。如果在生活習慣改正後仍未見好轉，才「短時間」用藥。

若想補充保健品，最好也能諮詢醫師

除了藥物應謹慎服用，許多人以為保健食品大多萃取於天然食品，多吃應對健康無虞？其實保健食品並非「多吃多健康」，若是過量攝取，也會影響身體機能的運作。

以人參為例，它可說是上等食材，許多研究發現，它的確具有降血糖的功用，但如果拚命吃到過量，可能會造成血糖過低危及生命。又例如補充維生素要有正確觀念，先讓身體維持一個基礎量、一個平衡，有特殊需要時，再添加強調功能性的營養補充品。以維生素B群為例，當身體易出現疲勞、精神不濟時再補充，否則補充過多，身體也不會吸收，只是多花錢而已。

而且保健食品不同於藥品，製造過程上相較於藥品比較鬆散。到各大醫院洗腎中心訪視，就可發現很多人都是因吃來路不明的保健食品，最後吃出問題。最令衛生署頭痛的是，台灣民眾很喜歡吃保肝類的保健食品，結果愈吃肝臟負擔愈大，肝不但沒保健到，反而吃出肝病。

保健食品也不能取代藥物，不要過度期待保健食品的療效。例如一九七一年，兩位丹麥科學家在著名醫學雜誌上，發表魚油中Omega-3不飽和脂肪酸可能具有調節血壓的作用後，魚油就成為熱門的保健食品。但心血管疾病患者若擅自以保健食品取代降壓藥物，是非常危險的，可能會使血壓忽高忽低，增加中風的風險。

總之，比起「用力」吃保健食品，維持均衡飲食才是最重要的，畢竟保健食品不是真正的食物，有些還含有藥性，成分很難確認。因此若無健康上的問題，倒不需要一定要補充保健食品。真的要吃，食用前最好請教醫師、藥師或營養師，以免發生無法挽回的悲劇。

圖解1 保健食品可能影響慢性病藥效

保健食品跟藥一樣，也會有副作用，服用前一定要先確認，會增強或降低藥效都是不好的。

會加強藥效的保健食品成分	正在服用的藥物	會降低藥效的保健食品成分
大蒜、銀杏、薑、維生素 E、當歸、納豆、魚油	**抗凝血藥**	Q10、維生素 K、高劑量維生素 C
武靴葉、鉻、肉桂、葫蘆巴	**降血糖藥**	可可粉、亞麻籽
葡萄柚汁	**降血壓藥**	人參、血根草、綠茶、山楂、麻黃
葡萄柚汁、紅麴	**降血脂藥**	貫葉連翹（又名聖約翰草）

不用怕壞細胞，因為每個人都有免疫力！

翻開報紙、打開新聞，不時會聽到某公眾人物罹癌的消息，政府公布的統計資料也顯示，國內癌症患者人數正逐年增加。更讓人在意的是，罹癌已經不再是高齡者的專利，罹患癌症的年輕人也越來越多了。

癌症已成為世紀之病，我們周遭幾乎都有一、兩位親友罹癌，大家對癌症已是見怪不怪，但也都認為那些都是個別案例，不知其實我們每個人的體內都已經存在壞細胞，只要長期忽略正確的飲食及生活習慣，它隨時都會「癌化」。直到有一天它真的演變成癌症，才會驚恐地抗議：「怎麼會是我！」

飲食、運動、心情三管齊下，癌細胞退散

事實上，**即使是身體健康的人，每天也會產生三千至五千個癌細胞，只是細胞內有基因防禦機制**，一旦受到傷害，基因會負責修復細胞，若無法修復則會令其死亡。就算基因防禦機制喪失功能，無法抑制細胞癌化，人體也還有第二道防線，那就是免疫系統，它能監視並排除病原體與異常細胞，防止細胞癌化，因此只要激發並提升免疫系統，就能降低癌症的發生率。

世界衛生組織也強調，三分之一的癌症能預防，只要透過均衡飲食、適度運動等簡單的方式，每一個人都可以維持正常的免疫系統運作，而這也是最廣泛且完全無副作用的抗癌之道，以下就這三方面解釋。

1. 少吃加工食品，就減少吃進毒素的機會

《最簡單的排毒法》（大樂文化出版）作者崛田忠弘醫師認為，「每種病

症似乎各有不同的致病原因，但事實上，所有疾病會形成都有一個共通點，那就是：過量的食品添加物和農藥殘留等有毒物質囤在體內，無法排出。」也就是說，是體內累積過多的有毒物質，造成我們生病甚至罹患癌症。

有毒物質不只是指我們吃進去的有害物質，如食品添加物或是殘留的農藥，生活環境中還有許多對人體有害的重金屬以及化學物質，也都會透過皮膚、呼吸等其他管道進入我們體內。

此外，心理上的壓力、負面的情緒，這些無形的毒物也會對身體健康造成威脅。畢竟預防重於治療，如果可以在健康出現問題之前，先改變我們的飲食及生活方式，得到癌症的風險自然就會大大降低。

崛田忠弘醫師也指出：「有毒物質對細胞功能的殺傷力最直接。」所謂細胞功能包括新陳代謝、血液循環、內分泌、人體免疫力等等。這些細胞功能若無法正常運作，除了會導致身體病痛、誘發癌細胞生長，甚至會引發精神焦慮。

長期攝取身體無法適應的物質，會對健康產生各種不良影響，這些非天然物質，就是入侵我們身體的「毒素」。所以在吃的方面，要盡量減少加工食品的比例，例如餅乾糖果、漢堡或汽水飲料等，多食用水果、蔬菜、堅果類等天然食材。

現代人吃得好，卻也經常吃進過多食物及熱量，吃越多就越容易累積毒素在體內，也增加疾病發生的機率。因此崛田忠弘醫師建議，餐與餐之間要有充足的間隔時間，盡量少吃，並維持較長的空腹時間。

2. 病了更要運動，增加抵抗力

除了少吃之外，運動也是必要的，它有助於身體排毒、改善新陳代謝，並增強抵抗力。四十年前，醫生通常會囑咐心肌梗塞的病人要多休息，病人便認定自己因為心臟功能不佳，更加不敢多動，精神漸漸委靡不振。但現在醫學觀點大不同，醫生多會鼓勵病患儘早恢復運動，在癌症治療上也是如此。

美國杜克大學醫學中心的溫蒂・溫妮佛（Wendy Demark-Wahnefried）博士曾在國際腫瘤期刊上指出，運動能使乳癌復發率下降五成以上。另外，目前也已經證實，運動對攝護腺癌、結腸癌、直腸癌、卵巢癌等疾病，都有極大的保護作用。

3. 心靈也要排毒，樂觀積極更抗癌

不只是身體上健康要留意，心理上的健康也不能忽視。美國加州大學的一項研究指出，壓力、焦慮和憂鬱等負面情緒，會降低人體免疫力，進而引發癌症。台灣癌症基金會執行長賴基銘也曾表示，在臨床觀察上，正向思考、樂觀的癌症患者確實有比較高的存活率。因為人體分泌的快樂因子「多巴胺」能活化免疫系統，而且以此方式被活化的免疫細胞，比一般免疫細胞的治療效果還要好！

生氣、懷疑、忌妒、絕望、恐懼等負面情緒，都是心靈毒素。有句話說，

「病由心生」，意思就是很多疾病，其實是由這些心靈毒素所引發。《最簡單的排毒法》書中提出三個為心靈排毒的重點如下。

- 放下執著：面對挫折或不如意時，放下堅持，讓自己平靜接受。
- 隨遇而安：對於接下來會發生的事，耐心等待，不預設立場。
- 把握當下：當你懂得放下、隨緣，接下來就是「珍惜眼前的幸福」了。

總之，擁有健康的心靈，疾病就會遠離。對於癌症的威脅，檢視以往的生活方式，找出調整生活的方式，就能以平常心來回復正常人的生活。

日本醫生崛田忠弘這樣說

每種病症似乎各有不同的致病原因，但事實上，所有疾病會形成都有一個共通點，那就是過量的食品添加物和農藥殘留等有毒物質囤在體內，無法排出。

美國溫蒂・溫妮佛博士這樣說

她曾在國際腫瘤期刊上指出，運動能使乳癌復發率下降五成以上。

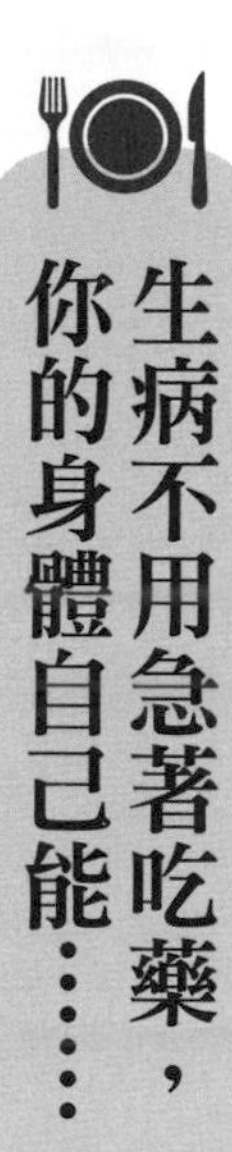

生病不用急著吃藥，你的身體自己能……

「這是阿根廷心臟學院院長的呼籲……有心臟病的人一定要在床頭放兩顆阿斯匹靈和水，當心肌梗塞發作時立刻口含兩顆阿斯匹靈，讓它在口中化開然後和一點水吞下……」

相信很多人都曾收過這則訊息，因為攸關心臟，茲事體大，再加上點名了某個醫療組織及相關人士，讓不少人對內容深信不疑。

然而，若真聽信了訊息所說的，才真的有可能造成遺憾，因為心肌梗塞的急救藥物並不是阿斯匹靈，而是硝酸甘油舌下含片。阿斯匹靈對於心血管疾病的功用，在於平時服用低劑量，以降低血栓形成的機率。若是要以阿斯匹靈來急救，所需劑量比一般能在藥局買到的大很多，必須有醫生的處方箋才能取得，不是輕易就能買到，更不可能讓人隨時備在床頭。

關於心肌梗塞時的急救，還有另一則謠傳。一位中國大陸的「神醫」說：「突然心肌梗塞或心臟不舒服，就拍打胳膊彎處，效果立竿見影。」還幫這套方法冠上道家養生方法中的「調傷法」稱號，讓人不相信都難。

但事實上道家所謂的調傷法，只在於藉由拍打促進血液循環，從沒宣稱過可以急救心肌梗塞。衛福部和許多心臟科醫師也都出言澄清，不管是拍打手臂還是用力咳嗽，都沒有學理上的根據，並不能自救，還可能延誤病情。

輕信瘋傳健康資訊，保健不成反而傷身

現代人愈來愈重視健康，很樂於接收與分享來自各處的健康資訊，於是

臉書上、LINE 裡經常流傳著各種偏方和小祕訣。但這些訊息不見得每一則都是正確的醫療觀念，若是不經查證就照單全收，很可能養生不成，反而危害性命。

網路上曾經瘋傳有種叫做南非葉的植物，據說可以降三高（血壓、血脂、血糖），還能防止細胞氧化、保肝、治癌，被譽為「抗癌神品」。但其實這南非葉藥性非常寒涼，雖然具備清熱解毒的功能，但並不能保肝、降三高，生嚼或吃多了還會造成血壓過低昏迷，甚至肝腎衰竭。

就有新聞曾報導一名年逾七十的癌症患者，在化療期間瞞著醫師自行以南非葉來保健，只要有空就嚼一片，直到吃到拉肚子，還以為是排毒作用奏效，結果一週後就因肝衰竭而不治過世。

懷孕婦女為了胎兒成長，也是積極接受保健資訊的族群之一，但若採信沒有經過醫學專業證實的內容，反而對胎兒有害。曾有新手媽媽在 PTT 上大呼想吃海鮮又不敢吃，因為這位新手媽媽聽信傳言，相信懷孕時吃海鮮，會讓胎兒先天就有過敏體質，因而對海鮮完全忌口。

但其實醫界早已證實，寶寶會有過敏體質的主要原因在於遺傳，只要父母其中一人有異位性皮膚炎、過敏性氣喘、鼻炎、食物過敏，寶寶有過敏體質的機率就會大增。此外，吃海鮮不僅不會讓寶寶過敏，因海鮮中含有豐富的碘，刻意不吃還可能造成母體在孕期中碘攝取不足，反而會影響寶寶未來的語言及智能發展。

另外，止痛藥也經常被拿來大作文章，除了傳言長期服用會「上癮」，甚至還有生理痛時吃止痛藥，會引發經血倒流的荒謬說法。有營養師在健康節目上提到，曾遇過女性病患有嚴重經痛問題，但因為認定止痛藥會傷身，就算生理痛到嘔吐都不肯吃藥止痛，直到三十幾歲時因感覺食道不適就醫，才發現長年忍痛嘔吐的結果，食道竟然已被逆流的胃酸灼傷。

有些症狀是老化自然現象，不必太執著

民眾沒有正確的基本用藥知識，導致輕信偏方，輕則讓身體更加不適，重則甚至賠上性命。這種現象不只是台灣特有，在日本也流傳著不少太過偏頗的健康資訊，讓日本秋津醫院院長秋津壽男忍不出大聲疾呼，別再不經大腦思考就深信得手的情報，這樣只會讓壽命減短。

在日本電視節目「主治醫師發現的診療所」擔任醫師顧問的秋津壽男，曾在自己的著作裡提到，很多人想到運動有益健康便開始晨跑，卻不知交感神經會在早晨開始活躍，使得血壓上升。再加上體內水分會在夜間流失，早晨的心血管正是容易凝固的狀態，在這時跑步會讓脈搏變快、血壓變高，心肌梗塞的風險也會提高許多。因此，以他站在醫師的觀點，不建議大家以晨跑做為保健運動。

此外，他也感嘆現在的長者們太過執著於「完美的健康」，看到電視上有

老年人可以抓著鐵棍轉圈，結束後還能很平穩的站著，就認定自己應該要跟對方一樣強健才對，而拚命吃健康食品、迷信各種保健祕方，然而這樣只會讓自己變得不健康。

他提到曾在門診時遇到一位年過八十的病患問道：「我全身無力，很容易累，才出門一下子就要休息，我這樣子是生病了嗎？」事實上這位長者所謂的不適，是年紀大了而有的正常現象，但對方仍堅持希望「治療」，讓他忍不住說出重話：「您雖然已經高齡八十歲，卻可以自己走來我的醫院看病，表達能力也很清楚，這樣不是很好嗎？再不知足的話，真的會遭天譴，到時候就真的生病了。」

懂一點醫藥學，才真能保健自己

因為社會上充斥著這些不正確的常識及觀念，不僅誤導了大眾疾病處理上的判斷，還包括保健方法、飲食習慣、生活作息等，從各方面衝擊健康，像是以下這些一般人都十分困惑的問題：

- 病好了就可以停藥嗎？還是要把醫師開的藥全部吃完才行？
- 有壓力的人身體一定不健康？沒壓力才好嗎？
- 要減肥就得要餓肚子？

秋津壽男醫師因此撰寫了《懂一點醫藥學，健康養生50年》（大樂文化出版）一書，希望能導正大家對於健康及醫療的基本概念，同時提醒大家別再輕信來歷不明的網路資訊。

面對那些似是而非、意見偏頗的保健訊息時，大眾常常無法一一查證那些被提及的醫療單位、專業人士是否真實，但若能多了解一點正確的健康知識，能夠自行分辨大家瘋傳的偏方哪些是真、哪些是假，就不會輕易上當，才真能保健自己。

有鑑於於此，本書從日常生活、運動飲食、用藥知識等幾個面向，提出幾個最容易被誤解的生活觀念，希望幫助大家建立健康的基本常識、釐清常見的迷思。

日本醫生秋津壽男 這樣說

交感神經會在早晨開始活躍，使得血壓上升，再加上體內水分會在夜間流失，此時的心血管正是容易凝固的狀態。在這時跑步會讓脈搏變快、血壓變高，心肌梗塞的風險也會提高許多。

圖解2 速效？加強？有些止痛藥你不適合吃

頭痛、牙痛、喉嚨痛，吃顆止痛藥就好，但你知道吃下的是什麼藥嗎？

Acetaminophen 乙醯胺酚

是最常見的止痛藥成分，藉由阻斷大腦內的神經訊號來降低痛感，同時能退燒，但不能消炎。

*Relieves pain, absorbed **Twice as Fast** ✓*
Aspirin free, won't irritate stomach ✓

適應症：退燒、止痛（緩解頭痛、牙痛、咽喉痛、關節痛、神經痛、肌肉酸痛、月經痛）
成　分：每錠含Acetaminophen 500mg，Sodium bicarbonate 630mg
用法用量：成人或12歲以上，每次1~2錠，每24小時內不可超過4次。使用前請詳閱說明書。本藥品不適於12歲以下小孩使用。

Sodium bicarbonate 碳酸氫鈉

這個成分能讓藥物加速分解，也就能縮短人體吸收藥效的時間，達到「速效」的效果。

Caffeine Anhydrous 無水咖啡因

咖啡因本身也能止痛，因此「加強錠」裡多半含有咖啡因，但對咖啡因敏感的人就需小心使用。

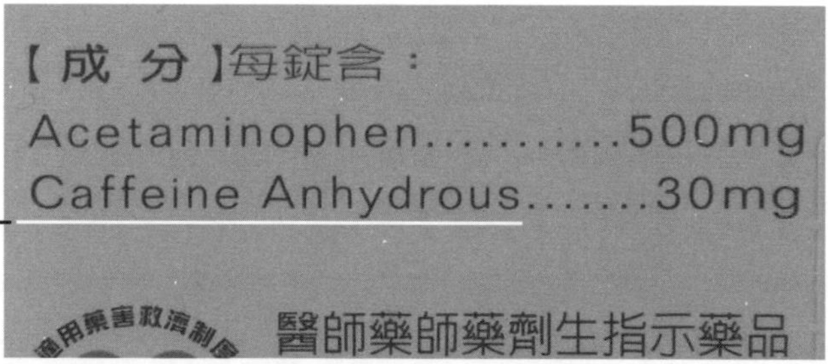

【成 分】每錠含：
Acetaminophen...........500mg
Caffeine Anhydrous.......30mg

適用藥害救濟制度
醫師藥師藥劑生指示藥品

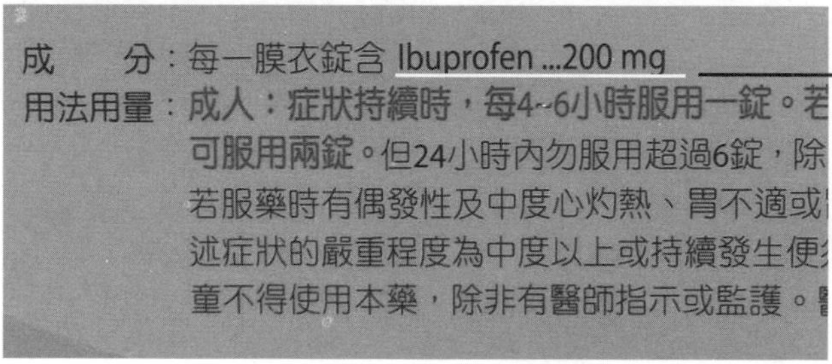

成　　分：每一膜衣錠含 Ibuprofen ...200 mg
用法用量：成人：症狀持續時，每4~6小時服用一錠。若
可服用兩錠。但24小時內勿服用超過6錠，除
若服藥時有偶發性及中度心灼熱、胃不適或
述症狀的嚴重程度為中度以上或持續發生便
童不得使用本藥，除非有醫師指示或監護。

Ibuprofen 布洛芬

與阿司匹靈同屬於非類固醇類止痛藥，除了止痛解熱外，還有消炎效果，但較易傷胃及引發過敏反應。

重點整理

- ☑ 西醫之父希波克拉底說：「疾病的療癒是透過自身的自癒力，醫師只是從旁協助而已。」
- ☑ 多數感冒不用吃藥就會自行痊癒，視個人抵抗力不同，原則上只要多喝水、多休息，大概 7 到 10 天就能漸漸康復。
- ☑ 只有維持良好的生活習慣，才能提升自癒力，防止身體的潛在疾病變成真正的疾病。
- ☑ 世界衛生組織強調，1/3 的癌症能預防，只要透過均衡飲食、適度運動等簡單的方式，每一個人都可以維持正常的免疫系統運作。
- ☑ 其實保健食品並非「多吃多健康」，若是過量攝取，也會影響身體機能的運作。

健康筆記

健康筆記

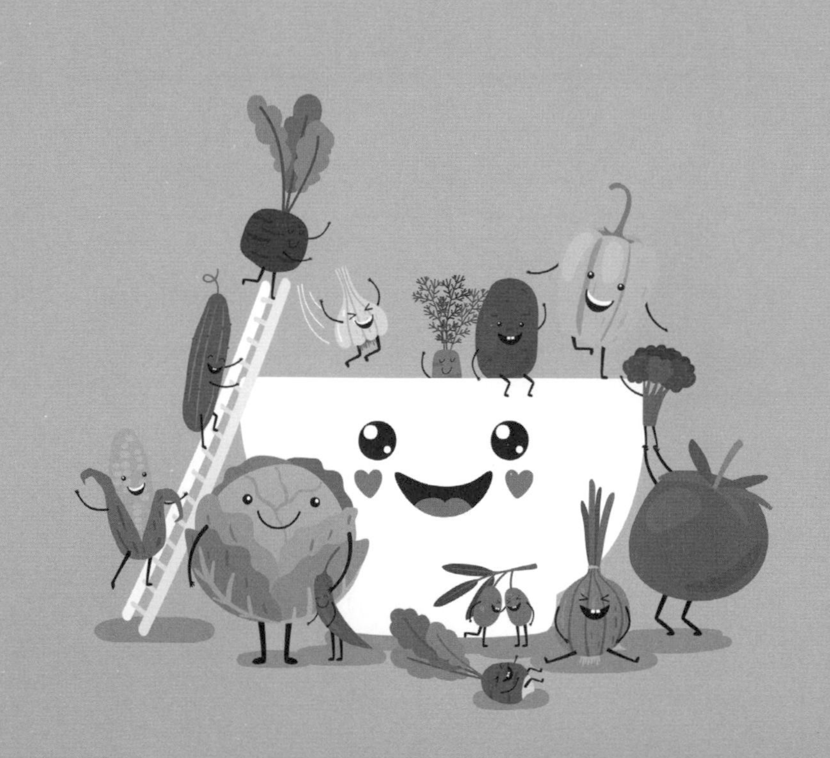

Chapter 2

把握7大關鍵飲食，增強你的免疫力！

多吃「全食物」，攝取營養的最大值

曾在蘋果、SGI、微軟和Google等多家企業擔任要職的李開復，一直是科技界引領風潮的話題人物，如今則是創新工場的董事長兼執行長。但他也在二〇一三年事業如日中天時，因長期工作壓力過大，加上作息時間不規律，被診斷出罹患第四期淋巴癌，腹部布滿了二十多顆腫瘤。

當時醫生甚至宣布他可能只剩一百天可活，所幸經過十七個月的治療，腹部的腫瘤終於不再侵擾他，二〇一五年三月他正式復出，回到創新工場的工作崗位上。

吃完整的食物，攝取營養最大值

抗癌過程中，李開復在飲食方面得到養生達人陳月卿不少指點，陳月卿曾以飲食照顧罹癌的丈夫蘇起，也因此發現「全食物」的重要性，而**全食物指的就是天然完整、未經精製加工的食物。**

當時陳月卿在自己的工作室示範了五種營養美味的精力湯，食材有五穀、蔬菜、水果、堅果等，都是連皮帶籽一起打，飽含了各種維生素、礦物質和酵素，一杯下肚就補足所有營養素。李開復回家後跟著照做，每天早上空腹喝下一杯精力湯，適應了健康食品的口感後，不但精神變好、便祕問題得到解決，就連痛風都不見了，而且所有指標也都正常了。

美國癌症研究專家李威廉（William Li）也指出，「我們發現某些食物的效果甚至比藥物好，如黃豆、荷蘭芹、大蒜、葡萄、莓類和番茄；也有一些證據顯示，這樣的飲食能減少大約一半的罹癌機率。」因此他呼籲大家要重視飲食，「因為食物本身就是我們一日三次的化療。」

改變飲食習慣，找回不小心丟棄的營養素

不論在台灣還是世界各國醫學研究中，歸納導致癌症發生的主要原因，「飲食」都位居首位，英國曼徹斯特大學研究團隊分析了數百具埃及木乃伊、古人化石與古籍後發現，腫瘤在古代並不常見，最早的相關紀錄直到兩百年前才出現，因為不良的飲食習慣、環境污染等影響，才讓癌症成為現代人的健康殺手。既然如此，養成健康的飲食習慣就成了打造防癌力的第一步。

因此，用「好的」食物來強化身體的免疫系統，給細胞足夠的養分，才是維持健康的根本之道，像是蔬果、豆類、堅果或全穀類等，在這些食物中保有人體所需的完整營養，如蛋白質、脂質、礦物質、膳食纖維、維生素以及植化素。

可惜的是，這些營養素有絕大部分，是存在最常被我們丟棄的表皮和籽裡，實際吃下肚的營養含量變得很少，最顯而易見的就是作為主食的全穀類，像是糙米、小米、燕麥、蕎麥、高粱等五穀雜糧。

五穀雜糧的營養價值高，富含構成細胞所需要的蛋白質、能量來源的醣類、與免疫力相關的礦物質與膳食纖維，還有皂角苷和木質素等植化素，都有抑制癌細胞、降低膽固醇的功能，可以說是最好的全食物。只不過現代人為了讓食物變好吃，過度精緻化之後，這些營養素也在脫皮、去殼的同時，一起被丟掉了。

常在主婦聯盟站所分享新知的營養師黃淑惠也鼓勵，食物「只要能夠入口的，就不要丟棄」的概念，例如只去掉最外層稻殼的糙米，保有皮層、糊粉層和胚芽，也因此留住了維生素B、E、K、葉酸、膽鹼等營養素。

加糙米防止老化，多咀嚼還能減肥

吃糙米除了能夠攝取到穀類較全面的營養之外，還有另一個好處是能改善消化系統，進而提升免疫力。

無毒專家白佩玉曾提到，好友的母親七十幾歲了，原本身體十分硬朗，但有一次因手麻到騎車抓不緊龍頭，家人帶她到醫院檢查，醫生表示阿嬤的頸椎還算正常，所以沒有神經和肌肉問題。此外，血糖、血壓、血脂也都很標準，實在找不到病因，阿嬤認為自己「找不到原因就是沒救了」，因而十分傷心。

白佩玉得知後，想起她認識的一位果農的岳母也有類似的症狀：年紀大了以後，經常手麻腳麻，但到醫院檢查又一切正常。後來在一位老農建議下，讓果農的岳母改吃糙米飯，沒想到吃了一段時間後，手腳發麻現象居然消失了。白佩玉便將此事告訴好友，並提醒對方要選擇安全無毒的有機糙米。結果阿嬤吃了一陣子糙米後，手就再也不麻了。

糙米的胚芽和米糠儲存了大量的營養，有能防止細胞老化的維他命 E、預防口腔發炎的維他命 B2、減緩疲勞的維他命 B1，以及安定神經的營養素等。而且糙米需要多加咀嚼，這個動作會使大腦產生飽足感，有助減肥。

糙米的膳食纖維高，可預防或改善便祕，幫助人體排毒。其中所含的鉀、鎂、鋅、鐵等礦物質，還能使神經運作正常、集中注意力，並促進新陳代謝，預防貧血並提高免疫力。

有句英文諺語說：「You are what you eat.」，健康或是生病都是由日常飲食累積出來的。吃正確的食物、有正確的飲食習慣，不只能預防癌症，更能讓你遠離疾病。

平時多吃天然的蔬菜、水果、堅果、五穀以及海藻類，這些食物中含有豐富的營養素以及膳食纖維，尤其是粗糙的果皮、麩皮跟種子部分。所以蔬菜最好能保留根、莖、葉一起吃；水果連皮帶籽吃；主食以糙米、五穀代替白米飯、白麵包。

當你開始執行全食物飲食法，就能體會到吃全食物，不但可以讓自己更健康，也因為充分利用食材整體，垃圾大量減少後，更能做好環保。

美國癌症研究專家李威廉這樣說

某些食物的效果甚至比藥物好，如黃豆、荷蘭芹、大蒜、葡萄、莓類和番茄；也有一些證據顯示，這樣的飲食能減少大約一半的罹癌機率。

圖解3 把糙米精力湯變好喝的 4 道飲品

打一杯糙米精力湯，可以吃到完整的營養素和酵素，若是覺得只有糙米的味道不好喝，可以運用下列食物搭配組合。

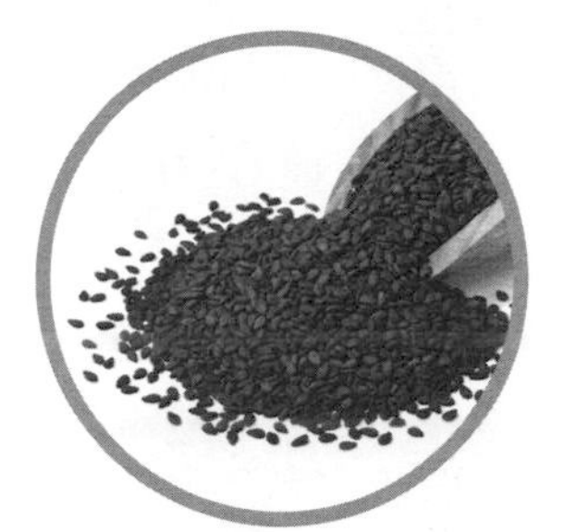

黑芝麻

含有維生素 E 與木質素，具有抗癌作用，還能補充鈣和鐵。

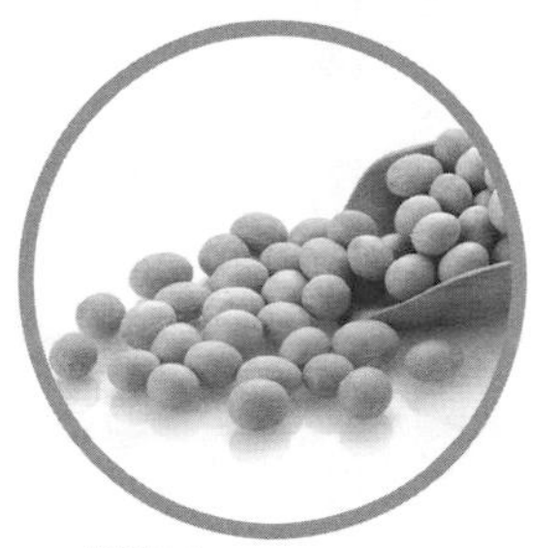

黃豆

含有優質蛋白質，可以增加維生素 E 與人體必需的脂肪酸。

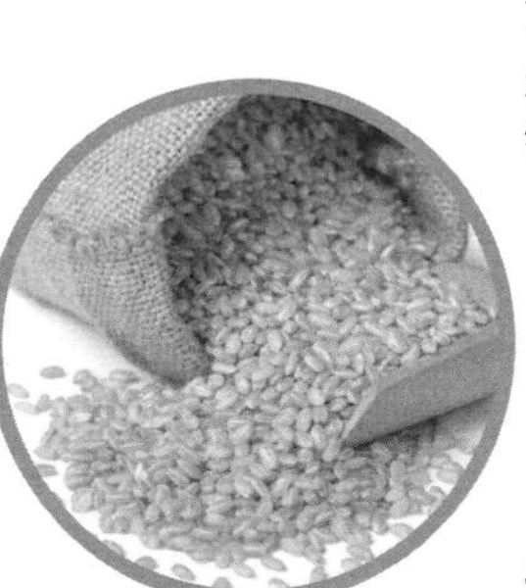

糙米

地瓜

連皮一起打，可以保留更多的植化素與膳食纖維。

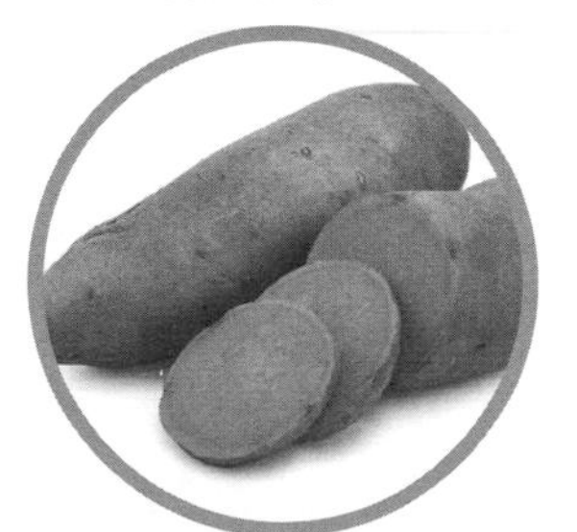

紫薯

高纖食材，含有大量的花青素，抗氧化力強。

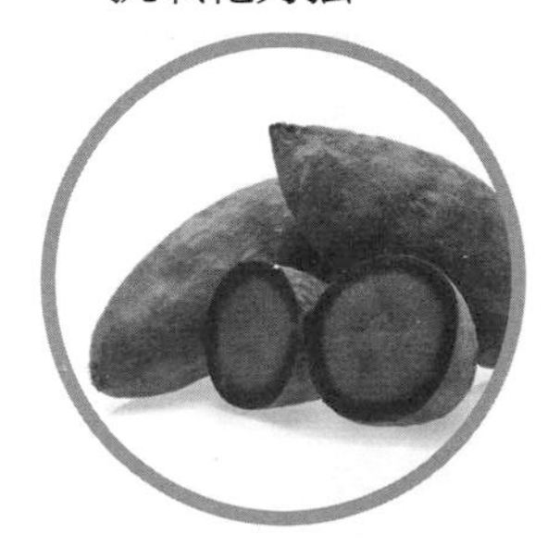

紅黃白綠都要吃，讓植化素加強防癌力

常常能在新聞版面上看到大腸癌的相關統計與新聞，前幾年的一則新聞中，一位三十多歲的女性，因為平日飲食偏好吃肉，三餐多以炸雞、便當果腹，長期營養不均衡，健康檢查的結果，發現她的腸道內已經長了十三顆息肉。台北慈濟醫院大腸直腸外科醫生呂宗儒曾表示，大腸癌已經連續六年蟬聯癌症發生的第一名，也是年輕化趨勢最明顯的。

不只是大腸癌，其實大多數癌症的發生都與不均衡的飲食習慣有關，曾任衛福部國民健康署署長的邱淑媞指出，民眾愛吃燒烤與紅肉，是大腸癌罹患人數快速成長的主要原因之一。

針對防癌飲食原則，台灣癌症關懷協會建議國人應攝取各種顏色的蔬果，新鮮蔬果提供了多樣維生素、礦物質、微量元素以及被稱為「天然藥物」的植化素（Phytochemicals），這些營養素都能幫助我們有效預防癌症。關於關於植化素的功能及重要性，將於以下詳細說明。

植化素是植物的免疫系統，藏在蔬果外皮及核心

一般人的觀念中，都會認為多吃肉類等動物性食物才能補充能量，其實天然蔬果一樣可以增強活力。還記得卡通人物大力水手卜派，只要一吃菠菜就有強大的力量。

卡通劇情雖然誇大，但蔬菜中所含的植化素，的確對於加強體內免疫力有一定的幫助。像是卜派最愛吃的菠菜中，所含的主要植化素是 β- 胡蘿蔔素、葉黃素、槲皮素、葡糖二酸、麩胱甘肽等，目前已有研究發現，多吃菠菜能夠

降低大腸癌的發生機率。

自九〇年代開始，多吃蔬果就成了「全民飲食防癌」的新主軸，而且根據癌症流行病學調查發現，飲食占癌症發生原因的三十五％。衛福部豐原醫院營養科主任謝惠敏表示，壞的飲食習慣會提供一個有利於壞基因表現的環境，但是好的飲食則會提供一個好環境來清除壞的細胞，因此，要降低得到癌症的風險，就要從均衡正確的飲食做起。

所有的蔬果約略可分為綠、黃、白、紅、紫等，不同顏色的蔬果都有不同的營養成分。平時應多樣化均衡攝取，顏色越多越好，這樣才能獲得蔬果中各式各樣的維生素、礦物質、纖維、植化素等營養，因為**天然蔬果具備絕佳的抗氧化作用，能讓人體增加抵抗力，還有抗老化以及降低罹患慢性病、癌症的風險。**

而蔬果所含的植化素是植物為了保護自己而演化，除了能幫助植物招蜂引蝶繁衍後代，同時，也**具有為了讓植物能抵抗陽光的抗氧化作用，以及能克服**

險峻生長環境的免疫功能。

五顏六色的植化素，要能均衡攝取

不同顏色的蔬果含有不同的植化素，例如：番茄中含有茄紅素，所以會呈現紅色；胡蘿蔔中的 β-胡蘿蔔素就會呈現出黃色。因此當我們攝取不同顏色的蔬果，也能攝取到不同功能的植化素。

如何吃到各種功用不同的植化素呢？只要每天都吃到生活中常見的綠、黃、白、紅、紫五色蔬果，就能獲得均衡的植化素營養。營養專家建議可以準備一個五指張開大小的盤子，先將餐桌上各色蔬果夾滿盤子，盡量收集所有顏色，吃完這盤蔬果後，再吃肉類和主食，就能盡可能吃到各色蔬果了。

若每天要吃到五色蔬果實在有困難，**我國每日飲食指南建議，至少要養成「三蔬二果」的飲食型態**：也就是每天要攝取三份蔬菜和二份水果，一份蔬菜大約是煮熟後半碗分量，一份水果則大約是一個拳頭大小的量。

而且要選用當季在地、顏色多樣的原態蔬果，以避免食入加工、冷藏或有農藥殘存的蔬果，且能均衡攝取多元營養素。此外，水果要盡量洗乾淨，連果皮一起吃，才能吃到更多膳食纖維、礦物質和維生素。

而各種不同顏色的植化素，具有不同的營養，像是可能呈現黃色、紅色或是紫色的類黃酮素，它具有抗過敏、抗發炎、抗菌等功能，同時也是很好的抗氧化劑。另外一種大家熟知的大豆異黃酮素，顧名思義主要就是來自大豆中的植化素，它能降低罹患乳癌以及子宮內膜癌的風險。根據研究結果，多吃含大豆異黃酮素食物的女性，可以減少罹患子宮內膜癌的風險。

還有一種也是常常聽到的植化素，是類胡蘿蔔素，它主要有兩大功能，一是提供維生素 A，同時也是優秀的抗氧化劑，具有預防癌症、保護心血管、預防視網膜退化等功能。代表性的蔬果有胡蘿蔔、南瓜、番茄、花椰菜、菠菜等等。

植化素必須均衡搭配攝取才能達到彼此互補、加強，使其防癌能力更加完善。市面上雖然有很多強調特定功效的萃取營養劑，但是盡量還是透過新鮮食物的方式獲取植化素，「尚青」的還是最好。

紫色、黃綠色蔬菜最護眼，延緩眼睛退化

眼睛能快速反應人的疲累狀態，很多人覺得眼睛痠痛的時候，第一個反應就是點眼藥水，希望症狀快速緩解，好立刻「提槍上陣」，再繼續用眼，卻不知道除非是眼睛生病，才一定要用藥。其實消除眼睛疲勞最有效的方法，就是讓眼睛看遠方，或是閉眼休息，減少看近距離的時間，完全沒有必要用藥物來解除疲勞。

因此專家建議，若只是一般的眼睛痠痛、疲勞，應該以休息取代點藥水；有過敏體質者，更應從改善身體免疫力著手，平時多吃護眼的食物，補充眼睛

需要的營養，尤其是**玉米黃素、葉黃素及花青素，這三種營養素都能防止眼睛被氧化破壞，延緩眼睛的老化及退化。**

但若再怎麼休息，眼睛還是一直不舒服，就應該請醫生詳細檢查，排除眼睛病理因素，例如眼壓是否太高，或近視度數是否加深。尤其現代人重度依賴3C產品，長時間注視螢幕，很容易得到乾眼症，都應該特別小心。

眼藥水非萬靈丹，讓眼睛休息最有效

而有些眼睛慢性過敏的人，往往喜歡點含有激素的眼藥水，只要眼睛一癢，就馬上滴藥下去，但這類藥物也會抑制免疫機能，長期使用會削弱眼睛的抵抗力，而容易細菌感染。

專家指出，由於眼藥水可以直接作用到病變部位發揮治療效果，因此眼藥水是眼科醫生和病人最常使用的療法，卻都忽略了眼藥水的副作用對眼表組織的傷害。為了緩解眼睛不適，眼藥水會添加含有收縮血管的腎上腺素，然而這種強力收縮血管的藥物，會影響眼的代謝，很可能加重眼睛原有的疾病。

此外，絕大多數的眼藥水和藥膏在製作過程中，為了穩定藥物的性能，或是確保長時間不被外界微生物污染，都會加入防腐劑，會直接影響眼睛的淚液成分，改變眼球表面的環境，破壞眼表結構，導致角膜上皮脫落、缺損。如果這時有毒成分再趁機滲入角膜內，嚴重者就會角膜潰瘍、穿孔，甚至有失明的可能，所以**眼藥水也必須在醫生的指導下按療程用藥，絕對不能自行買成藥長期使用。**

圖解4 各色蔬果的植化素 & 功效

不同顏色的蔬果，含有不同的植化素，平時應均衡且多樣化攝取各種顏色的蔬果，有助於維持身體正常的運作。

紅色蔬果

- 植化素：茄紅素、檞皮素、花青素
- 食物：紅鳳菜、紅甜椒、番茄、紅蘿蔔、紅蘋果、西瓜
- 有助於：預防大腸癌、乳癌

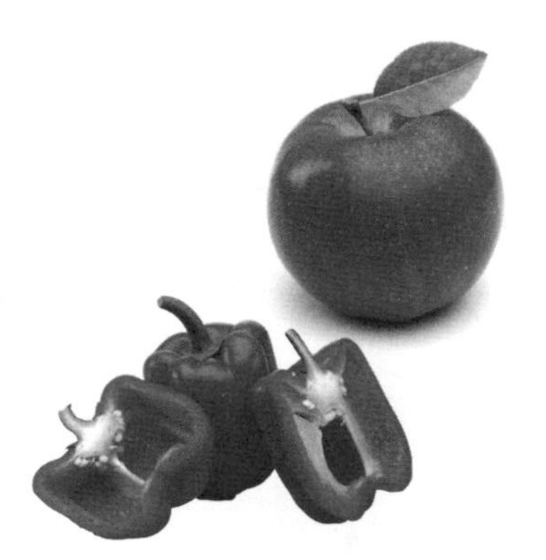

黃橘色蔬果

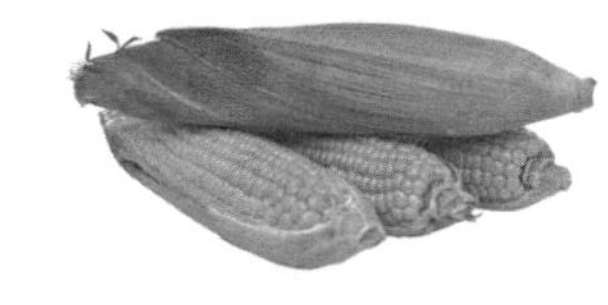

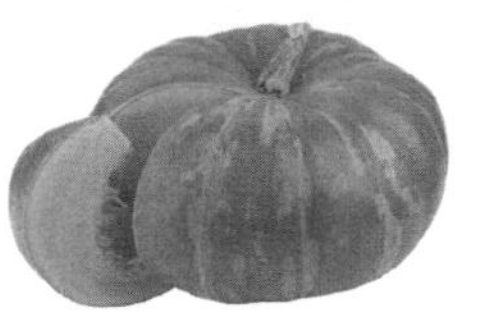

- 植化素：β-胡蘿蔔素、類黃酮素
- 食物：南瓜、玉米、薑、黃豆、木瓜、柑橘、鳳梨
- 有助於：預防乳癌、卵巢癌

綠色蔬果

- 植化素：類胡蘿蔔素、麩胱甘肽
- 食物：花椰葉、奇異果、菠菜、芥菜、綠茶
- 有助於：預防乳癌、前列腺癌、消化道相關癌症

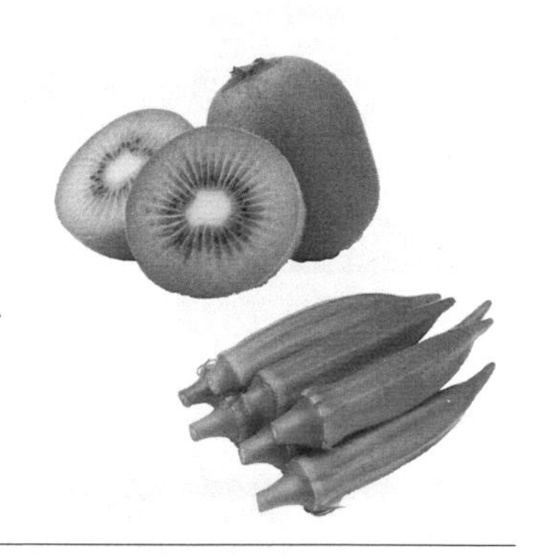

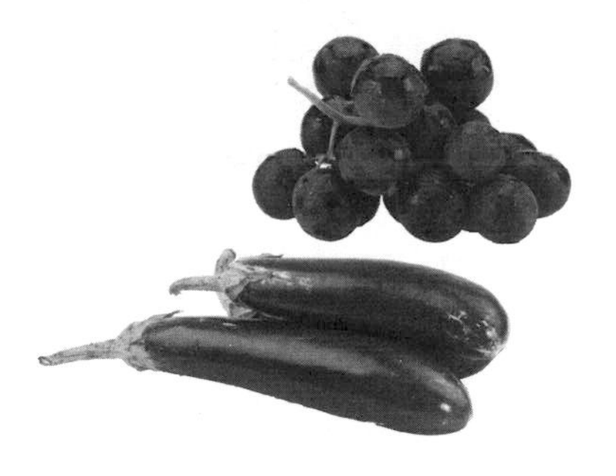

藍紫色蔬果

- 植化素：類黃酮素、花青素
- 食物：海藻類、黑木耳、黑豆、茄子、藍莓、紫葡萄
- 有助於：預防肺癌、肝癌、乳癌、及攝護腺癌

白色蔬果

- 植化素：蒜素、多酚、花青素、植物性雌激素
- 食物：大蒜、白菜、白蘿蔔、洋蔥、山藥、白花椰菜
- 有助於：預防大腸癌、胃癌、乳癌

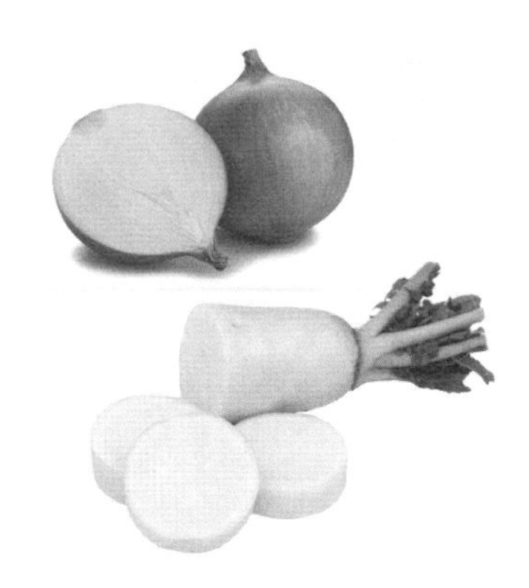

圖解5 護眼 3 大營養素，就在這些蔬果中

紫色蔬果

含有豐富花青素：茄子、李子、櫻桃、葡萄

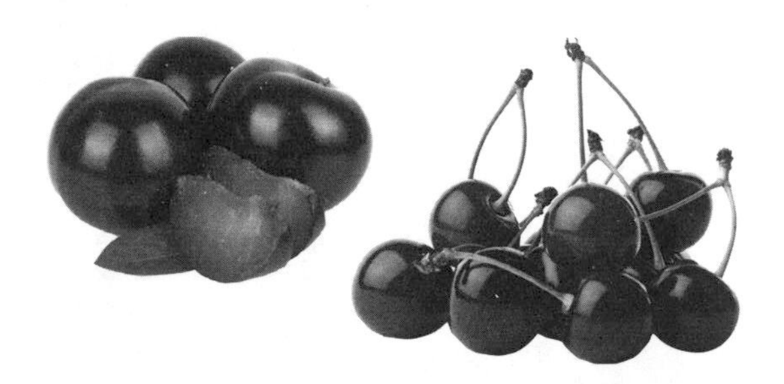

黃綠色蔬果

含有豐富玉米黃素及葉黃素：南瓜、甜椒、花椰菜 、秋葵

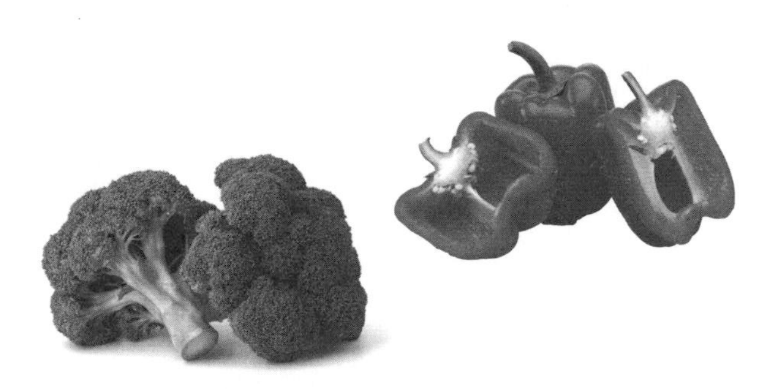

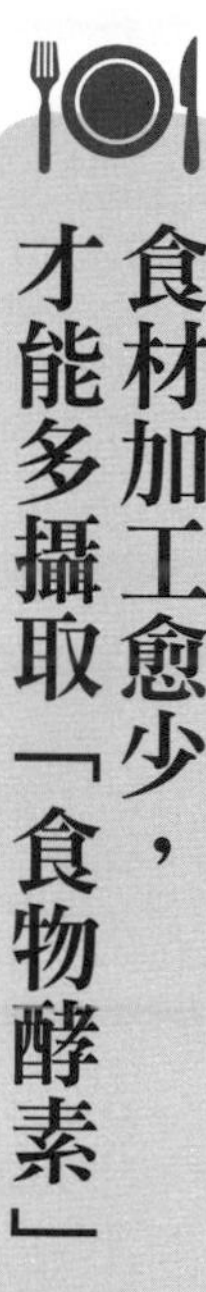

食材加工愈少，才能多攝取「食物酵素」

「經營之神」王永慶以高齡九十二歲辭世，但他在世時精力充沛、思慮清楚，八十多歲時還能在台塑的運動會上跑五千公尺，硬朗的身體一直為人津津樂道。

王永慶的健康長壽不是靠昂貴的養生用品，他的養生之道非常簡單：規律的生活、清淡的飲食、持續的運動。據親近他的人說，王永慶雖然家財萬貫，但飲食卻十分節制，而且非新鮮、有機的不吃，烹調方法也講求自然簡單，汆燙或涼拌是他最喜歡的吃法。

他曾在受訪談論養生祕訣時表示，生吃蔬果，食物裡的營養素和礦物質才不會流失，而且就算工作再多，也會保持運動習慣，還自創了一套毛巾操，只要準備一條毛巾，隨時隨地都可以做。

多吃新鮮蔬果，攝取食物酵素促消化

食物的生命力就是酵素，它也是提升免疫力以及防癌的重要關鍵。如果身體是一個工廠，食物就是「原料」，體內的器官就是工廠中的「機器」，而體內酵素就是用來發動各種機器的「工具」。

我們人體內的酵素可以分為代謝酵素、消化酵素以及食物酵素三種。前兩者會在我們體內產生，合稱為「體內酵素」；而「食物酵素」必須從生鮮食物中攝取，作用於促進食物本身的消化。但是每個人一天能產生的酵素量都是固定的，如果大部分酵素都用來消化，這樣代謝的功能就會變弱，體內廢物無法排出，免疫力也就跟著下降。因此，大量補充食物酵素，就能避免體內酵素的損耗，進而提升免疫力。

愈新鮮的食物所含的酵素就愈多，隨著時間經過，酵素漸漸變少，當酵素完全消失，食物也就開始腐敗。所以，**要攝取酵素就必須盡可能減少食材的加工程序**，除了直接食用之外，打成蔬果汁、低溫烹調都是比較理想的方式。

酵素怕熱，吃生魚片、生菜沙拉最好

但可惜的是，絕大多數的食物如果加熱到攝氏四十八度以上，所含的酵素就會開始被破壞，而且溫度愈高，對酵素的破壞力愈大，到一百一十五度時酵素即完全消失，這時的食物不但無法養生，甚至有害健康。所以，**要補充食物酵素，無論是蔬菜、肉類或魚類，最推薦的方式就是「生食」**。

此外，酵素的活性，即「運作速度」也很重要，但體溫和酸鹼值都會影響到它。人體體溫在三十七度時，酵素的運作最為活潑。而酸鹼值中性、微酸性或微鹼性情況下，酵素的活性也比較好。

但有些酵素反而在強酸或強鹼之下活性更佳，像是胃蛋白酶的活性會在強酸時最佳，而小腸裡的酵素活性卻是在弱鹼時最好。總之，活化酵素才能有助於吸收與排毒，代謝力增加了，免疫力當然會變好。

再回頭檢視王永慶的養生之道，有節制的飲食減少酵素無謂的浪費；適量運動讓身體保持溫暖，營造出易於酵素運作的環境；餐餐都吃蔬果沙拉，儘量攝取到更多的酵素，這些習慣讓王永慶的自癒力維持在高峰，難怪可以如此高壽且健康！

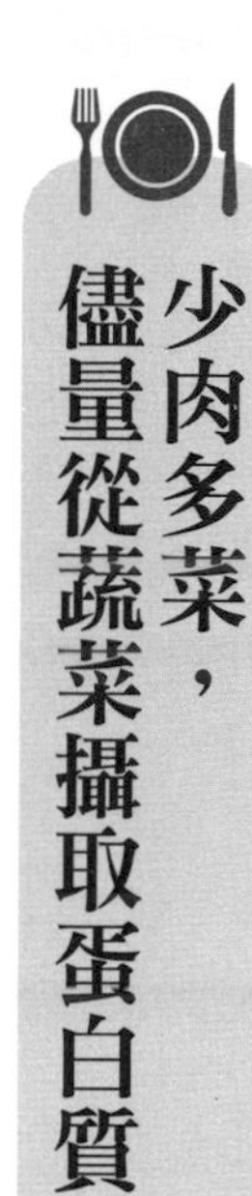

少肉多菜，儘量從蔬菜攝取蛋白質

根據行政院衛生署提出的每日飲食指南，一般成人建議每天蛋白質攝取量佔總熱量的十五％。乍聽之下會覺得蛋白質只占十五％未免太少，但其實人根本不需要攝取太多蛋白質。又根據國人膳食營養素參考攝取量（Dietary Reference Intakes，DRIs）建議，一位健康的成年人，每天蛋白質攝取量約為○・九至一公克／每公斤體重。也就是說一個五十公斤的人，每天只要攝取五十公克的蛋白質就夠了，過多的蛋白質不僅使腸胃難以吸收分解，還會積存在腸道內，因腐敗而產生大量毒素。

而**蛋白質的來源並非只有肉類，事實上所有食物都含有蛋白質，包括植物**

性食物，所以要攝取蛋白質不必非吃肉不可。例如：一杯玉米就含有四克蛋白質、一杯馬鈴薯含有五克蛋白質、一杯毛豆的蛋白質含量甚至高達十一克，因此只要多吃蔬菜，想補足一日所需蛋白質並非難事。

根據國內每日飲食指南的六大類食物，其中豆類與魚肉蛋等動物性蛋白質歸在同一大類，就不難理解豆類含有豐富植物性蛋白質，而且攝取順序也改以豆類製品為優先，因此，就算少吃肉，也不需要擔心蛋白質攝取不足的問題。

變質的蛋白質，是致癌的危險殺手

很多人都相信吃肉長肉，也認為生病的人要多吃點肉補充營養，或許在以前物資缺乏的年代的確如此，但是現代人的健康問題並不是營養不足，而是營養失衡，大部分緣於平時吃的蔬果量嚴重不足。

已經有很多醫學研究證實，**吃入過多的動物性食物，特別是紅肉，會提高**

消化系統與生殖系統的罹癌風險，像是大腸直腸癌、胰臟癌、子宮內膜癌以及乳癌這類癌症的發生，都與飲食習慣有很密切的關係。

由於不少研究都發現腸癌與肉品的食用有關，世界衛生組織因而將紅肉列為2A級致癌物（可能對人類有致癌性、但確定對動物有致癌性食物）。而香腸、培根、火腿中的蛋白質，早已因加工而變質，具有高致癌性，被列為一級致癌物。

美國飲食協會（ADA）就曾指出：「偏愛肉食會增加罹患某些慢性衰退性疾病的風險，如肥胖、冠狀動脈疾病、高血壓、糖尿病和某些類型的癌症。」肉類的膽固醇與飽和脂肪酸含量過高，而且在烹煮後容易變質，引起細胞發炎、增加肝腎負擔，一旦食用過多，會提高三酸甘油脂和高密度膽固醇的濃度，導致心血管疾病的發生。

反觀植物性蛋白就健康多了，它含有大量膳食纖維，能促進消化，增加腸道蠕動，幫助排便排毒。腸道本就是人體最大的免疫系統，只要腸道健康，免疫力就能大幅提升。此外，植物性蛋白質中的抗氧化物還能消除自由基，改善體內發炎狀況。而且大部分的植物性蛋白質都不含膽固醇，還能幫助我們平衡體內的酸鹼值呢！

人的飲食應以植物為主，不只可以從生物進化來解釋，人類歷史也同樣能佐證。猶太人的健康祕訣之一便是蔬食飲食，猶太教《聖經》中甚至記載上帝在創造人類時，便已設定人類的體質適合吃蔬食。

聯安診所健康管理中心主任洪育忠醫師也指出：「若從牙齒與腸道的生理構造來看，人類其實更適合蔬食。」食肉動物犬齒尖銳，有利於撕裂肉食，但人類的臼齒卻適合咀嚼磨碎纖維多的植物；人類的腸道也類似草食性動物，可緩慢消化吸收不易腐爛的植物性食物。

但不用把改變飲食習慣這件事想得太困難，只要在平時吃東西之前多想一下下，今天已經吃了哪些東西？購買食物前，先列出需要的清單，檢視自己的蔬果攝取量夠不夠？平時多留心要吃進肚子的食物，養成多素少葷的習慣，就會有很大的成效。

美國飲食協會這樣說

偏愛肉食會增加罹患某些慢性衰退性疾病的風險，如肥胖、冠狀動脈疾病、高血壓、糖尿病和某些類型的癌症。

圖解6 一天需要多少攝取蛋白質？

雖然蛋白質在飲食中扮演極為重要的角色，但一位成人一天到底需要多少蛋白質呢？有以下三種算法供參考。

1. 根據國人膳食營養素參考攝取量，一位健康的成年人，每天蛋白質攝取量約為 1 公克／每公斤體重。

例：60 公斤的成年人，蛋白質攝取量為 60 公克／天。

2. 根據行政院衛生署提出的每日飲食指南，一般成人建議每天蛋白質攝取量，約佔總熱量的十五 %。

例：60 公斤的成年人一天需熱量 1800 大卡，每公克蛋白質平均產生 4 大卡熱量，因此蛋白質建議攝取量為 1800×15%÷4 ＝ 67.5 公克／天。

3. 重量訓練者，蛋白質攝取量可達 1.5 公克／每公斤體重。

例：60 公斤的重量訓練者，蛋白質攝取量可達 90 公克／天。

圖解7 植物 VS. 肉類，蛋白質含量比較

以每100公克為單位，將高蛋白質的植物性食物與動物性食物稍作比較，你會發現，其實有些植物性食物的蛋白質含量更高喔！

植物性食物				
黃豆 36.6g	花生 26.2g	蓮子 16.6g	燕麥 15.6g	花椰菜 4.3g
動物性食物				
雞肉 21.5g	牛瘦肉 20.3g	羊肉 17.3g	豬瘦肉 16.7g	雞蛋 14.7g

少吃高普林食物，讓痛風遠離你

痛風這個名字，不像高血壓、糖尿病這麼「有名」，但其實很多人都有這個「症頭」，主持人許效舜就是演藝圈裡的「痛風王子」。他在自己的部落格裡透露，家裡五個兄弟都有痛風，只要吃太飽、喝太多、睡不著、氣太躁都會發作，「從腳拇指、腳踝、膝蓋、關節或曾經受傷的地方……一波波像浪似的拍襲著肉身之岸，徹夜難眠……痛起來的時候，只要有人從旁邊走過，飄動的風就足以震動出要命的痛。」他還開玩笑說，兄弟之間還會交換藥吃，因為長期吃藥，「自己的藥吃久了會失效，有抗藥性了。」

吃得像皇帝，就得帝王病

古代稱痛風為「帝王病」，因為有痛風的人多半像皇帝一樣，餐餐大魚大肉，而這樣的飲食習慣容易使血液中尿酸增加，過多的尿酸鹽大部分都會沉積在關節，導致關節反覆發炎，其中又以腳的大拇趾關節最常出現，其次是腳踝的關節，所以很多人痛風一發作，就會變得一跛一跛的，嚴重的甚至連路都沒辦法走，輕輕碰一下患部都會劇痛。

尿酸是普林的代謝物（普林也稱為嘌呤），存於動植物細胞中，所以我們只要吃進具有「細胞」的食物，就會攝取到普林。普林在人體中會進而代謝成尿酸，並從尿液中排出，所以正常情況下，一般人不會出現高尿酸血症的問題。

但當人體攝取太多的「高普林食物」後，使尿酸代謝功能異常，如前所述就可能導致血液中的尿酸過高，甚至產生尿酸結晶，沉積在末梢關節處無法排出。由此引發的發炎問題，就是我們俗稱的痛風由來。

因此大部分的痛風患者，會吃降尿酸的藥，加上嚴格控制自己少吃普林值高的食物，以避免尿酸過高。但事實上，人體有七十至八十的尿酸是肝臟合成出來的，**當體內已經有很多尿酸時，肝臟便會自動停止合成尿酸**。因此如果肝機能受損，便會破壞這樣的器官運作機制，所以保護肝臟也是降低尿酸很重要的一件事。

每月減肥一公斤，讓尿酸順利排泄出去

除了注意飲食之外，正常排泄也是降低尿酸的一大重點，從痛風患者多半是身型肥胖的男性就可以發現這一點，因為過多皮下脂肪的分解物會妨礙腎臟排泄尿酸，而女性荷爾蒙則會幫助排泄尿酸。所以，要減少痛風的發作機會，就要盡量將身材維持在標準體重之內。

要特別提醒的是，減肥不可急於一時，循序漸進地，以一個月減少一公斤的進度執行就好，以免身體組織因為加速分解，而產生大量普林，反而會引發急性痛風。

此外，免疫風濕科醫師許仲生曾建議，腳的體溫低於二十七度時，尿酸就容易在腳趾關節處沉積。所以讓足部保持溫暖，可預防尿酸沉澱與痛風的發作，推薦可以多用熱水泡腳或是做足浴。

圖解8 這樣吃，降低尿酸更保護肝臟

國泰綜合醫院營養組建議，有痛風的人在不影響正常營養之下，要盡量少吃蛋白質及普林值高的食物。當「犯」痛風時，最好避免從肉類攝取蛋白質，平時也要少喝肉湯及滷汁。

低普林食物

可以多吃：義大利麵、玉米、乳製品、各式水果

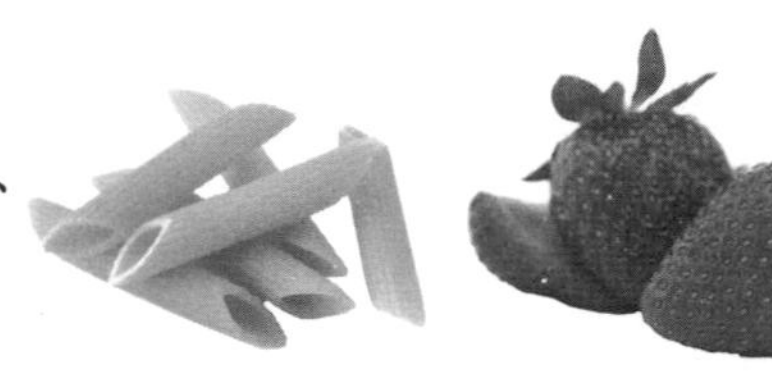

中普林食物

要注意份量：蘆筍、豆腐、碗豆、毛豆、紅豆、肉類

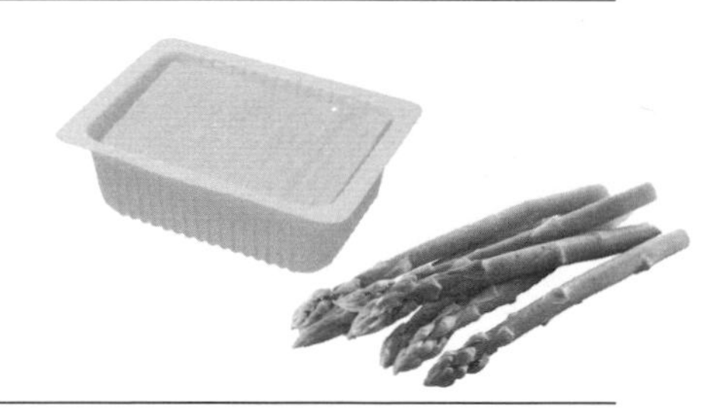

高普林食物

要嚴格控制份量：蝦、蟹、乾香菇、秋刀魚、鮭魚、蚌類

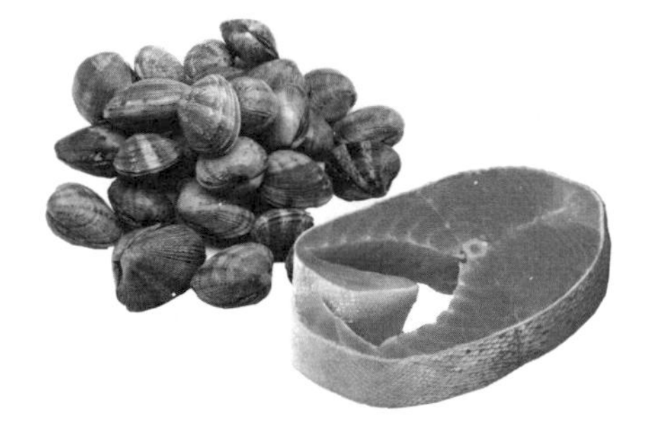

吃太飽容易生病，適度空腹激出自癒力

在台灣外食真的很方便，大大小小的餐廳林立，其中還有許多是打著「吃到飽」的招牌，就如同吳念真導演的那句廣告口白：「現在的人有夠愛吃，吃好料、吃氣味，卻忘了營養均衡最重要！」

練習不吃飽，八分飽就好

生病跟我們體內的免疫力息息相關，因此，強化免疫力也可以說是預防生病的第一防線。提升免疫力的方法很多，其中有一個很簡單卻很容易被忽略，那就是吃飯「不要吃太飽」。因為免疫力跟白血球的活躍能力有關，當**白血球在飢餓狀態下，會發揮「貪吃」、殺菌的力量去跟病原細菌對抗**。但是如果吃太飽的情況下，白血球的運作會變遲緩，對病原細菌的戰鬥力也會降低，免疫力也就會跟著下降。

在日本有句著名的俗諺，叫作「腹八分目」，意思是只要吃八分飽，一輩子不必看醫生。從醫學的觀點說明，因為人體內存有面臨飢餓的應對機制，所以身體會自動儲存熱量，當發生緊急情況，為了維持身體健康會自動調節應對。但是，我們的身體卻沒有對應飽食的機制，無法處理過多的糖份、脂肪以及蛋白質。

營養專家指出，現代人的許多文明病都源自於吃到飽、高熱量的飲食習慣。當我們在吃飯的時候，身體內大部分的血液會流到胃部，幫助消化吸收，所以在這段時間，大腦是處於缺血缺氧的狀態，無法及時反應胃裡已經塞進了多少食物，這也是為什麼在吃飽之後，人很容易感到昏昏沉沉、想睡覺。

當我們感覺到胃太撐時，往往都已經吃過頭了，對腸胃來說，如果吃太飽，增加的工作量就會變成負擔。另一方面，如果攝取熱量高於我們所消耗的熱量，也容易導致肥胖，而肥胖正是各種慢性病以及癌症的主要病因之一。

根據研究，生物在食物飲水不足或寒冷酷熱的環境下，身體會啟動長壽基因，這群基因在半飢餓狀態下特別活躍，會引發一連串身體反應，其中最重要的反應便是：製造酵素保護細胞內的染色體，減少細胞分裂時ＤＮＡ的耗損，使細胞得以存活並維持健康。

同樣的理論，美國巴爾的摩的國家老化研究中心（ＮＩＡ），也曾對猴子等動物進行實驗，得到了「抑制熱量攝取量，壽命就會變長，發生癌症的機率也會降低」的結論。也就是說，避免吃太飽可以刺激身體的自癒能力。

吃飯不分心，餐前一杯水佔據胃容量

儘管知道適度空腹有益健康，實際執行時該如何知道八分飽是多少？就是當你有一點點飽意時，就不要再繼續吃了。日本知名醫師南雲吉不讓自己吃太飽的方式就很具體，一餐就吃一碗飯、一道菜和一碗湯，不許續碗。碗用的是小孩吃的碗，盤子用的是小茶盤，一餐吃下來絕對不會過飽。

如果你不想吃得這麼嚴苛，也可以用以下的方式，循序漸進地減少食量，逐漸縮小被撐大的胃：

1. 每餐進食時間至少二十分鐘

放慢吃飯速度，可讓大腦有足夠的時間發出「吃飽了」的訊息，此時抑制食慾的激素才會開始作用，就不會想再進食了。

2. 每口食物嚼三十下

這是為了預防快速進食，才能吃得少又有飽足感，如果實在太難做到，可以從每口五至六下開始練習，再慢慢增加咀嚼次數（此點將於下一小節詳細說明）。

3. 用餐時間要固定

吃飯不定時或拖太晚，很容易因為過餓而狼吞虎嚥，最好在肚子有點餓時就吃飯，而且時間要固定，才能控制食量。

4. 慎選餐具和用餐環境

儘量用小碗小盤盛裝食物，才能少裝些食物，或用小湯匙取代筷子，減緩進食速度。藍色是最能降低食欲的顏色，可選用藍色系餐具、桌布、餐廳燈光或室內布置，可比在暖色系空間用餐少三分之一食量。

5. 多吃有飽足感的食物

可以在飯前喝一杯水，或多吃含纖維食品，例如蔬菜、燕麥或菇類等，既健康又可增加飽足感。

6. 吃飯要專心

現代人喜歡邊吃飯邊看電視、滑手機等，只要一分心，大腦對飽足訊息的接收就會受到影響，容易因此吃太多。

以蔬果汁當早餐，偶爾斷食也不錯

由於個人體質和生活型態各異，每人每日理想的熱量攝取量不盡相同，該怎麼吃才不會讓我們攝取的熱量爆表呢？**營養學專家建議，不妨改變一下進食的順序，用餐時先吃蔬果、喝湯，再吃肉類和主食**，先讓胃部有飽足感，不但能減少高熱量食物的攝取，還能逐漸養成「多菜少肉」的健康飲食習慣。

現代人不但過食，還容易吃得過甜過鹹，而有「糖中毒」或「鹽中毒」現象，然而研究百歲人瑞的日本抗老權威醫師白澤卓二發現，這些人瑞有個共同點：都吃不會讓血糖值急速上升的早餐。蔬果豐含礦物質、維生素、植化素和膳食纖維，無糖無鹽的蔬果汁，就是極佳的早餐選擇，亦可視為一種斷食。

而近來頗受推崇的輕斷食、間歇性斷食等，就是因應斷食概念，產生的新型態飲食模式。可減少腸胃負擔，有助於血糖的控制，還能降低血壓、血脂和身體發炎情況，預防癌症，並刺激生長激素分必，有效吸收抗氧化物質，防止大腦和身體的老化。要注意的是，每個人身體條件不同，嘗試較激烈的斷食法前，還是要審慎評估後再執行。

美國巴爾的摩國家老化研究中心 這樣說

此機構曾對猴子等動物進行實驗，得到了「抑制熱量攝取量，壽命就會變長，發生癌症的機率也會降低」的結論。

圖解9 每日建議熱量的計算公式

每個人的每日熱量需求，根據個人活動量及體重而有所不同，究竟我們一天之中應該要攝取的熱量理想值該怎麼計算？具體的計算公式如下：

● 偏靜態工作者

例如：家庭主婦、內勤上班族

總熱量＝個人理想體重（公斤）× 30 卡

● 偏動態工作者

例如：保母、護士、服務生

總熱量＝個人理想體重（公斤）× 35 卡

● 粗重工作者

例如：運動員、搬家工人

總熱量＝個人理想體重（公斤）× 40 卡

理想體重 (公斤) = 22（理想BMI）× 身高平方（公尺）

舉例

身高160公分的上班族女性，每天飲食建議攝取總熱量是1689.6大卡

22×1.6×1.6×30 = 1689.6 大卡

吃飯咀嚼 30 下，顧腸胃、防口臭還能減重

不久前有一篇報導指出，許多民眾時常看見醫護人員的桌上放著一杯珍珠奶茶，遭質疑是「上班太爽」才訂飲料。但背後事實的真相卻是，護理師忙到沒時間吃飯，但為了補充血糖，免得餓到頭暈手抖，只好喝珍奶勉強果腹，等到下班後，再吃放在一旁的冷便當。

因為忙得沒時間，只好先喝杯飲料，或是選擇泡麵等較方便的食物，只求快速、飽足感的情況在其他行業也隨處可見。但吃飯時間不正常、吃太快，或是食物在無法得到充分咀嚼的情形下，最常見的即是肥胖問題。

因為人類大腦的飢飽感是由胃發出訊息，飯若是吃太快，大腦在還沒有收

到吃飽了的訊息下，就會繼續吃，等大腦產生飽足感時，恐怕早已吃過多了。最可怕的是，飯吃太快會損傷人體的消化道黏膜，引發慢性炎症，甚至引發胃癌風險。

充分咀嚼，等待飽足感才不會吃太多

南宋名醫張杲，在其著作《醫說》中提到：「食不欲急，急則損脾，法當熟嚼令細。」的確，**就今日的醫學觀點來看，要擁有健康最基本的準則之一，就是三餐正常，而且要慢慢吃。**實驗證實，吃飯咀嚼三十次比只有咀嚼五次的人，中性脂肪降低十四％（註1）。許多醫師都建議，每一口飯最好咀嚼二十至三十下。就連厚生勞動省（日本政府負責醫療衛生的主要部門）也推動「咀嚼三十」運動，建議大家要確實咀嚼再吃下去，這麼做不但可以預防「生活習慣病」（註2），對維持健康也有效。

美國就曾有個富翁夫勒拆，體重多達九十多公斤，時常感到疲憊不堪，甚至影響生活。後來他聽說了細嚼慢嚥可以減肥防病之後，便積極執行「每餐飯要吃三十分鐘，咀嚼兩千多次」的計劃，結果才過四個月，他的體重已經減了二十公斤，也就有了後來的「夫勒拆氏咀嚼法」。其實，細嚼慢嚥對健康的好處之多，不僅可以維持身材的苗條，還有以下四大好處：

註1：中性脂肪，也就是所謂的三酸甘油脂（Triglyceride，簡稱TG）。從食物中攝取的能量多出實際需要的量時，肝臟就會將這些多餘的熱量轉換為三酸甘油脂，並且儲存於血液、皮下組織或內臟組織中作為備用能量。

註2：「生活習慣病」一詞源自於日本，指因為飲食不均衡、菸酒過量、睡眠不足及缺乏運動等，種種不良生活習慣所引發的疾病。提出者日野原重明，是日本提倡預防醫學的第一人。

1. 預防感冒和糖尿病

醫學工作者研究發現，咀嚼能促進胰島素的分泌，可預防糖尿病，並有助於糖尿病的治療。同時，唾液中含有溶菌酶的酵素，有很強的抑菌、消毒作用，可以說是身體對抗感冒或流感的良藥。此外唾液也能中和、消除食物的致癌物質。

2. 維持年輕的肌膚

唾液中有兩種重要的抗老成分。一個是成長賀爾蒙腮腺激素，會促進皮膚、頭髮的新陳代謝，增強血管彈性。而另一個抗氧化酵素過氧化酶，則可將傷害細胞與DNA的活性氧去除毒素。

3. 預防蛀牙及口臭

咀嚼所分泌出來的液體，能幫忙中和食物中的酸性物質，可以預防蛀牙及牙周病，還可以防治口臭。建議咀嚼的同時，多加留意左右齒兩邊的均衡使用，以避免影響到牙齒的正常排列。

4. 增強腸胃功效

咀嚼可以增加消化腺酵素的分泌量，對於強健腸胃相當有效。經研究證實，細嚼慢嚥的確可以改善腸胃功能，甚至可消減排氣和糞便的臭味。

圖解10 日本醫界的「確實咀嚼10項目」

日本口腔衛生師會發表的「確實咀嚼10項目」，歸納出了咀嚼方式的重點。是一種只要多加留意咀嚼方式，任何年齡層的人都可以輕易做到的保健方式。

① 每一口都咀嚼三十次才吃下去。
② 想要吞下去時，再咀嚼十次。
③ 要咬到食物的形狀消失。
④ 混合唾液品嚐美味，然後才吞下去。
⑤ 不要用水幫助吞嚥。
⑥ 減少每一口的份量。
⑦ 吞下口中的食物之後，才將下一個食物放入口中。
⑧ 選擇有嚼勁的食材。
⑨ 每吃一口就把筷子放下來。
⑩ 一邊享受對話、一邊吃。

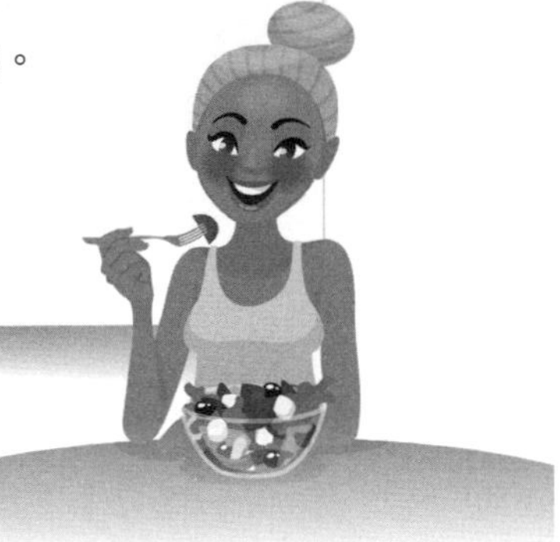

重點整理

- ☑ 用「好的」食物來強化身體的免疫系統，給細胞足夠的養分，才是防癌的根本之道。
- ☑ 不同顏色的蔬果都有不同的營養成分，平時應多樣化均衡攝取，顏色越多越好。
- ☑ 所有食物都含有蛋白質，包括植物性食物，所以要攝取蛋白質不必非吃肉不可。
- ☑ 當我們感覺到胃太撐時，往往都已經吃過頭了，對腸胃來說，如果吃太飽，增加的工作量就會變成負擔。
- ☑ 營養學專家建議，用餐時先吃蔬果、喝湯，再吃肉類和主食，這個順序能減少高熱量食物的攝取。
- ☑ 實驗證實，吃飯咀嚼 30 次比只有咀嚼 5 次的人，中性脂肪降低 14%。

健康筆記

健康筆記

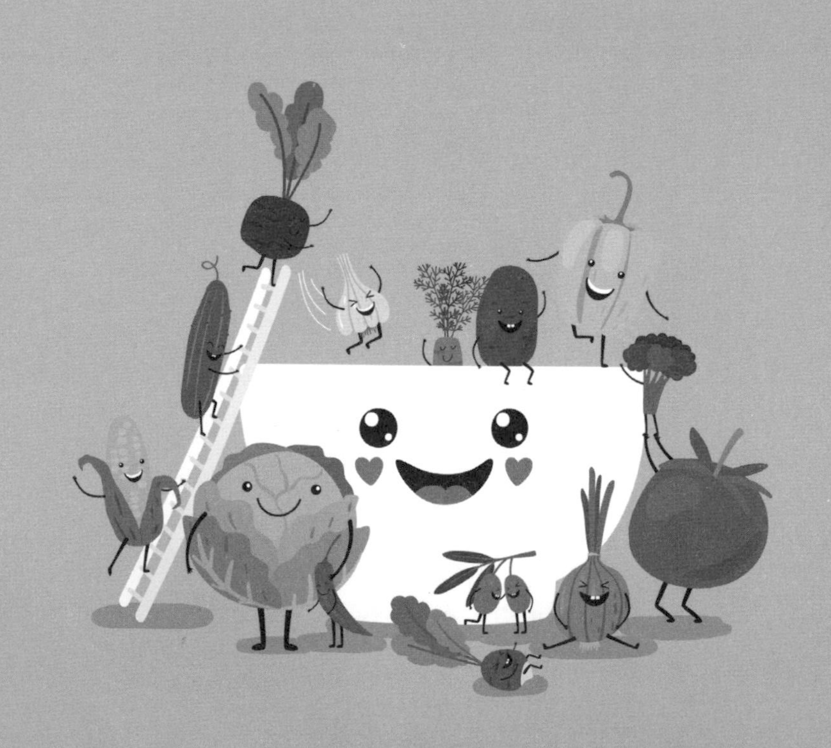

Chapter 3

學世界級名醫的生活小習慣，啟動你的自癒力！

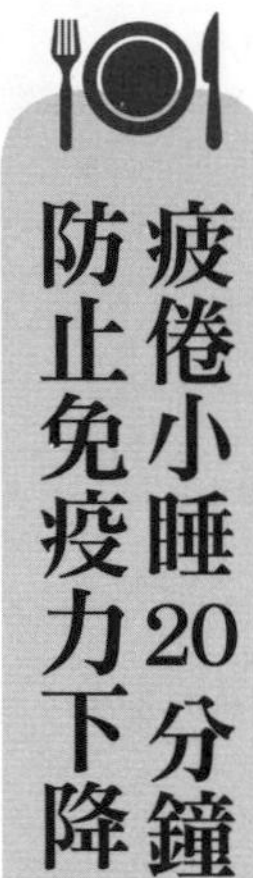

疲倦小睡20分鐘，防止免疫力下降

二〇一一年時，曾有當時任職宏達電的三十歲工程師，在連續幾日熬夜加班後，疑似在租屋處過勞猝死。之後又有新聞報導，接連兩位醫生疑似因為過勞，一位不幸倒臥家中往生，另一位則是幸運的在醫院內昏倒，被同事即時救起。

科技業及醫警工作經常傳出過勞死的案例，根據日本醫學權威上畑鐵之丞的研究表示，過勞就是有害心理健康地持續工作，打亂正常的生活節奏，而導致體內疲勞累積，血壓升高，引發各類疾病，嚴重甚至會衰竭而死。

為什麼過勞會造成這麼嚴重的後果？因為人體免疫系統的樹突細胞（註）遭

到了破壞。樹突細胞可說是免疫系統的指揮官，不僅能偵測外來病原及癌細胞，還能訓練其他免疫細胞。而過勞造成的壓力會產生「活性氧」，破壞人體細胞，包括樹突細胞，使得免疫功能失調，免疫力自然跟著下降。

所幸睡眠能幫助樹突細胞恢復功能！人會感到疲勞，是因為受損的細胞釋放了疲勞物質（Fatigue Factor）。而身體只有在睡眠和休息中，才會釋放出修復受損細胞的疲勞恢復物質（Fatigue Recover Factor）。所以即使只是五分鐘的小睡或閉目休憩，也能減輕疲勞，讓頭腦清醒、精神提振！

註：樹突細胞（Dendritic Cells），是免疫細胞的一種，因外形如神經細胞樹突般突起而得名。

利用午休小睡片刻，避免過勞

儘管目前尚無直接證據證實睡眠不足會致癌，但根據美國乳癌協會統計，長期睡眠不足的患者，癌症復發率的確高出許多。**長期睡眠不足會導致自身免疫力下降，自然容易受到病毒或是細菌感染，體內壞細胞惡化成為癌症的機率也會增加。**此外，睡眠不足或是品質不佳者，除了癌症之外，也是心血管疾病、代謝症候群的高危險群。

英國名相邱吉爾在二次大戰期間，就是靠午覺來恢復體力，他很多篇鼓舞民心的精彩演說，都是在午睡後口述而成的。他說：「你有時候必須在午餐和晚餐之間睡一覺，我經常脫了衣服爬上床休息。別以為午睡會耽誤工作，這是愚蠢的想法。相反地，休息之後，可以增加工作量，甚至可以將一天當兩天用，至少是一天半。」

歐美國家沒有午休的習慣，因此許多人批評午休是「農業社會的人才做的事」。但胸腔內科醫師陳基宏解釋，就醫學根據而言，若能在中午小睡片刻，對下午的工作執行及身心狀況都會很有幫助。

那麼午睡要睡多久才好呢？日本一項研究調查發現，午睡四十分鐘以上者易有高血壓、高血脂現象，罹患代謝綜合症的機率最高增加五十%；而睡三十分鐘以內者，罹患代謝綜合症的機率則略為下降，因此建議午睡時間最好在二十至三十分鐘就好。可見午後短暫的小憩雖然有必要，但睡太多也絕非好現象，對身體反而有負面效果。日本名醫甚至建議：「人在覺得疲倦的時候，就該小睡五分鐘。」可見午睡必需重質不重量。

雖然只是短短幾分鐘的休息，體內的血液循環、淋巴流、神經和內分泌等身體機能，都有機會回復正常狀態。體內先前為了活動而使用的酵素，也會停止消耗，轉而活化恢復疲勞部位或維持恆定機能。

睡不著別依賴安眠藥，學習改變生活型態

既然中午疲倦了就該小睡一下，到了累積更多疲勞的夜晚，更應該好好休息。但卻有許多人，在夜深人靜時，無論怎麼樣都睡不著、翻來覆去一整晚。根據台灣睡眠醫學學會的調查，全台灣約有五分之一的人深受失眠之苦，且無論國內外報告都指出，女性比男性容易失眠，主要原因和生理變化有關。

失眠會讓人精神不振、注意力不集中、記憶力減退，甚至變得脾氣暴躁，因此許多人會尋求鎮靜劑、安眠類藥物的幫助，但不當使用藥物的結果，不但造成身體額外的負擔，恐怕還會造成社會問題。四年前就出現過一則新聞，一位年輕女性因為長期吃安眠藥，沒想到出現精神恍惚、意識混亂的情況，甚至夢遊至賣場偷東西，最後被逮捕，經醫師診斷認為，這都是安眠藥的副作用。

新光醫院睡眠中心主任林嘉謨提出，**安眠藥可以讓人睡著，但無法保證睡得好，也不見得能夠提升睡眠品質**。況且有時失眠是來自於太堅持信念，例

如：每天一定要睡滿八小時、要求自己九點就要上床睡覺、「必須」整晚都睡得很好……把明明是一件很放鬆的事情，搞得緊張兮兮，就會睡不著了。

腦科學研究權威郭博昭教授建議，白天讓自己累一點，多消耗一些精力，晚上就會比較容易入睡。但也有很多人是因為工作壓力太大，該睡覺時大腦停不下來，這時就必須改變工作型態，或睡前儘量不去想工作上的事，等到隔天早上再面對。

圖解11 幫助一夜好眠的 4 個方法

「睡得好」不單指睡眠時間充足，睡眠品質也很重要，只要把握以下幾個關鍵，好環境跟好習慣可以幫你夜夜好眠。

- 睡眠環境建議溫度保持在 22 度以下。
- 最佳的睡眠時間是晚上 10 點至 11 點之間。

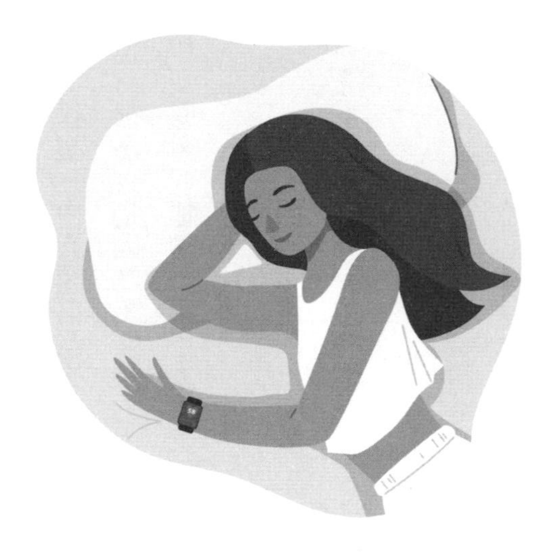

- 牛奶含有一種色胺酸成份，在人體裡經過轉換後，睡前喝一杯，可以安定情緒，幫助入睡。
- 曬太陽可以調整褪黑激素的分泌，進而穩定生理時鐘。

圖解12 會造成失眠的 5 個壞習慣

現代人常見的失眠問題，大多是由不良的生活習慣造成，試著避免做以下5件事，失眠問題就能大幅改善。

- 午睡不超過 30 分鐘，以免晚上不夠累睡不著。
- 關閉電腦、手機、電視等所有會影響入睡的設備。

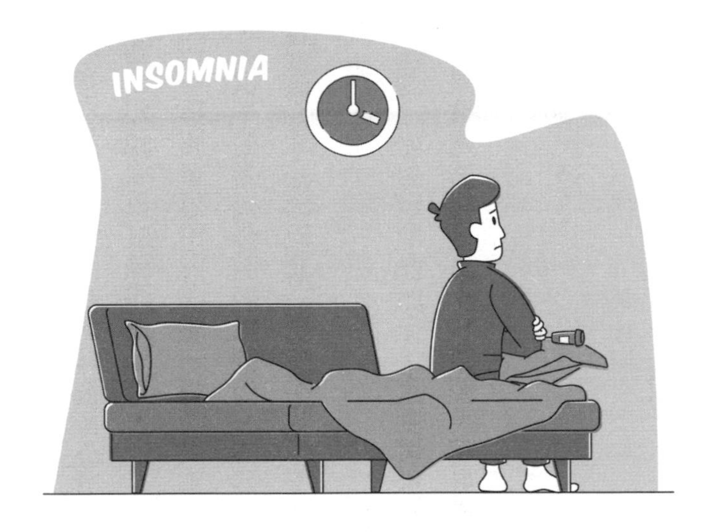

- 睡前不做激烈的運動，身體會過於亢奮。
- 睡前不喝有咖啡因的飲料。
- 睡覺時間距離晚餐至少 3 小時。

定時測量BMI，避免罹患慢性病

世界衛生組織轄下的國際癌症研究中心（IARC），根據二〇一二年一百八十四國的癌症病例與死亡率的大型資料庫，所發表的論文指出，全世界每年大約五十萬起癌症病例，是與體重過重以及肥胖問題有關，約佔總數的三．六％。不僅如此，世界衛生組織更早在一九九七年，就宣布肥胖是一種疾病，肥胖的人相較於健康體重的人，得到癌症的機率高出兩倍之多。但怎麼判定一個人是否過胖或過瘦呢？

目前國內公認的標準是使用BMI指數。所謂BMI指數，即身體質量指數，其計算公式如下：

BMI ＝體重（公斤）÷ 身高^2（公尺）
以168公分（1.68 公尺），體重80公斤的成人為例，他的BMI指數即是80÷（1.68×1.68）＝28.34。

經由簡單的公式，每個人都能算出自己的ＢＭＩ指數。國民健康署建議，ＢＭＩ應維持在一八．五（kg/m^2）及二十四（kg/m^2）之間，太瘦、過重或太胖皆有礙健康。

據加拿大麥基爾大學流行病學教授葛羅佛的研究，ＢＭＩ介於二十五至二十九．九之間的過重者，預估會減少〇至三年壽命；介於三十至三十四．九之間的肥胖者，預估會減少〇．八至五．九年壽命；至於大於三十五的極度肥胖者，預估會減少〇．九至八．四年壽命。其中又以二十到三十九歲的肥胖者減少的平均壽命最多。

其他研究也顯示，體重過重或是肥胖（ＢＭＩ二十四以上），都是糖尿病、心血管疾病、惡性腫瘤等慢性疾病的主要危險群。但ＢＭＩ過低也不是好事，體重過瘦的人容易有營養不良、骨質疏鬆、猝死等健康問題。由日本國立癌症研究中心研定的「防癌十二守則」（註）中，建議成人要維持適當的體重，過度肥胖固然是致癌的高危險因子，但過度減肥也會導致免疫力下降。

細嚼慢嚥能管好食欲，天天量體重提醒自己

那麼我們該如何控制體重？這裡提供三個小撇步：

1. 聰明吃：充分咀嚼，八分飽就好

在第二章有提到，每吃進一口食物，至少要咀嚼三十下，食物才能被完全嚼碎，營養才容易被腸道有效吸收。而且充分咀嚼會延長用餐時間，體內的血糖值也隨之上升，使食欲受到控制，身體就不會暴飲暴食，也就可以減少食物的攝取量。

2. 健康動：貴在持之以恆

健康的生活中，一定少不了適度的運動。運動可以改善血液循環及淋巴系統，使全身的新陳代謝旺盛，加速有毒物質排出，避免脂肪累積。因此想控制或減輕體重，規律持續地運動是絕不可少的。

3. 量體重：天天量，身材不失控

量體重是了解身體狀況最簡單的方式之一。只要每天緊盯體重數字，即使稍有變化，也可以即時挽回，不會等到脂肪嚴重超標後才來辛苦減重。另外，體重如果突然增加或減少，也有可能是身體出現異常狀況，例如內分泌失調或惡性腫瘤等等，就要特別留意。

註：由日本國立癌症研究中心於二〇一三年所提出，包括不抽菸、不吸二手菸、飲酒適量、飲食均衡、維持適當的體重、少吃太鹹的食品、定期做癌症篩檢等等十二項預防癌症應注意的事項。

加拿大流行病學教授葛羅佛 這樣說

BMI介於二十五至二十九・九之間的過重者，預估會減少〇至三年壽命；BMI介於三十至三十四・九之間的肥胖者，預估減少〇・八至五・九年壽命；至於BMI大於三十五的極度肥胖者，預估會減少〇・九至八・四年壽命。

圖解13 正確量體重的 4 個技巧

量體重是控制體重的第一步，有哪些小技巧需要注意呢？

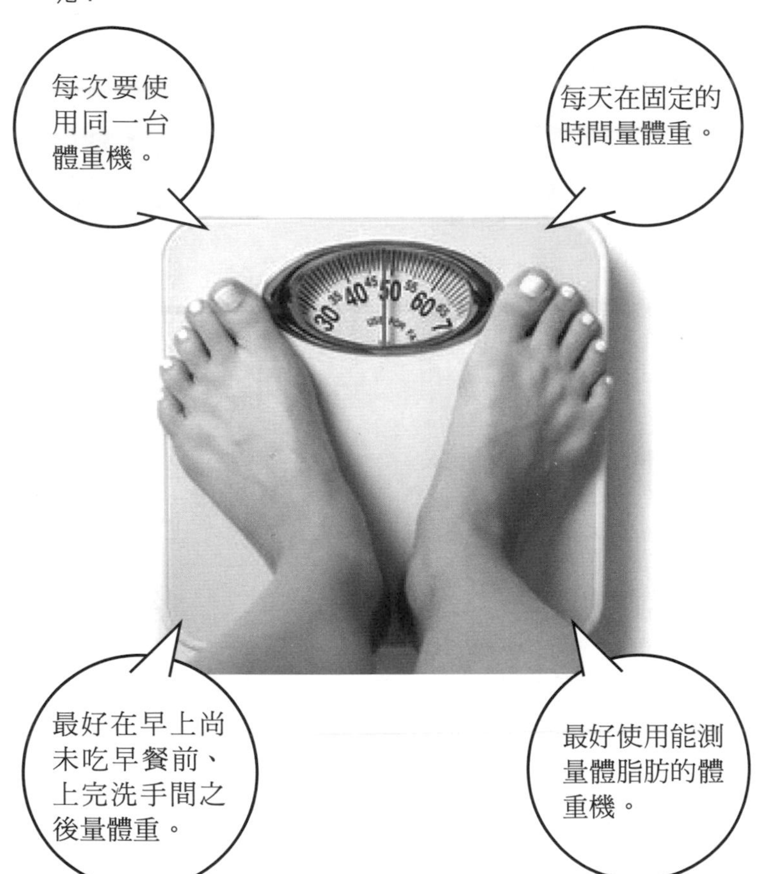

氧氣充足能降低免疫力，還能延緩老化

於一九三一年，得到諾貝爾醫學獎的德國生化學家華堡博士（Otto Heinrich Warburg），提出了「缺氧致癌」理論，他指出，當人體組織中的含氧量低於正常值的六十五％時，缺氧的組織細胞就容易癌變。

到了二〇一一年，中研院研究也發現，癌細胞在缺氧環境下反而急速成長。種種研究顯示，**「含氧量」決定你的免疫力，一旦體內缺氧，免疫力就會下降**，體內的壞細胞就容易增加。

胸腔內科醫師林嘉謨提到，人體缺氧時，除了體內廢物累積太多容易致癌以外，血管也會收縮，罹患高血壓、心肌梗塞和腦中風機率會提高三到五倍。

想要提高身體含氧量，就必須靠運動。適當的運動能使體內的「氣」流動順暢，同時排出廢物，淨化體內細胞，但運動的量需視個人而定。

除了以運動改善呼吸循環進而解決體內缺氧問題，也可從改善缺氧環境下手。容易缺氧的環境通常是密閉、擁擠以及空氣品質不良等特性。

家醫科醫師陳永煌也指出，呼吸新鮮空氣很重要，尤其都市機車族多、空氣污染嚴重，再加上中國大陸不時有沙塵暴等髒空氣飄來，導致我們吸進去的空氣品質變得更差。英國的研究更是發現，霾害的髒空氣裡也可能含有重金屬、多環類、芳香煙等，有害人體健康，甚至可能引發肺癌。

生活在都市中，因為空間狹小、空氣汙染、運動量不足，這些外在的環境因素，都可能讓人體內血紅素不足、心肺與呼吸循環變遲緩，也就是體內氧氣不足，出現缺氧的問題。此外，內在因素包括過度的壓力、憂慮的情緒，也會使體內呈現缺氧。並不是感覺快要窒息才叫氧氣不足，只要空氣中減少二至三％的氧氣，就會有缺氧的問題。

綜合以上，要改善身體缺氧的狀況，可從體內和環境兩方面著手：體內為情緒上的調適、定期運動；環境上則是定期檢視居家環境，外出也盡量做好防護措施等等，方能有效提升氧氣攝取量，以提升免疫力。

德國生化學家華堡博士這樣說

他提出「缺氧致癌」理論，表示當人體組織中的含氧量低於正常值的六十五%時，缺氧的組織細胞就容易癌變。

圖解14 提升氧氣攝取量兩大撇步

撇步1 多接觸好山好水，吸收大自然中的芬多精和負離子。

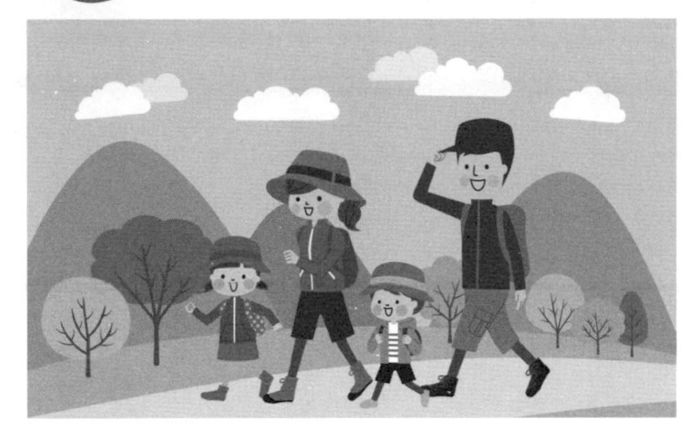

撇步2 平時多打開門窗，讓居家環境保持空氣自然流動。

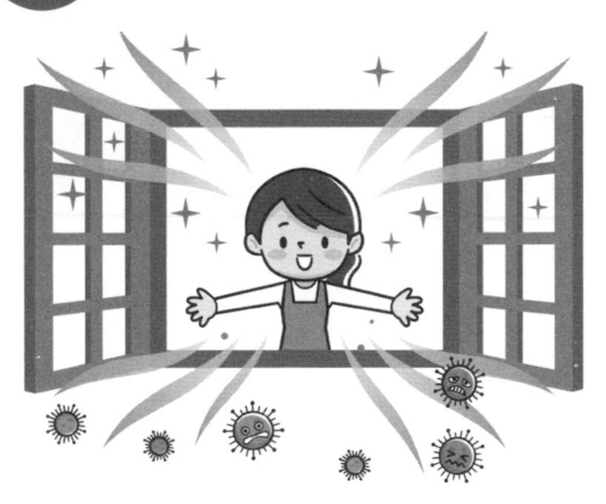

身體代謝都靠水，喝「對」比喝多重要

名模林志玲雖然已經四十歲，但她的好身材及水噹噹的肌膚，一直是各大廠商爭相邀請代言的對象，她曾在訪談中分享自己維持美麗的祕訣，就是「多多喝水、多多運動、多多笑」。

「喝水真的很重要，以前在國外念書時，很多女孩都是直接喝冰水或冷凍飲料，我也跟著喝，但很快就發覺不好。」林志玲認為最好不要喝冷飲，喝溫開水才能擁有健康的身體與好膚質，而且每天至少得喝上八杯才會有效果。

林志玲將自己凍齡的祕訣歸功於愛喝「湯湯水水」，她在春、夏季時還會煲紅棗、枸杞和黃耆湯來滋潤皮膚，夏天則改煮薏仁水，她說薏仁水不僅能美

白、消水腫，最重要的是可以讓她曬不黑。

人是水做的，含水愈多身體愈年輕

別以為「志玲姐姐」只是隨便說說而已，許多醫學研究已經證實，多喝水的確可以幫助健康，甚至維持身材。因為有**很多人體所需的營養素是水溶性的，像是維生素B及維生素C**，必須依靠足夠的水量，才能讓身體吸收營養素，平衡身體機制，進而提升自癒力。

此外，水也是維持生命活動非常重要的元素，一個六十公斤重的人，體內約有四十公斤的水，一旦體內流失一公斤的水，就會感覺口渴；失去三公斤的水，口渴的感覺就會達到難以忍受的程度；如果失去四公斤的水，就會出現脫水症狀；失去八公斤的水就會死亡。

水對人的重要性，也可以從人體的組成窺知。我們的身體有七十％是由水組成，這個比例還會隨著年齡增長而減少：新生兒體內擁有八成的含水量，成年人約六成，老人則為五成。所以體內含水量多也可說是年輕的象徵，一旦體內的水分減少，人就會逐漸走向老化。

喝水不會胖，反而促進代謝、消耗熱量

人體內所有運作幾乎都需要水的幫助，因此多喝水能加速身體的化學反應，代謝體內多餘的廢物，進而活化身體酵素和腸內好菌。身體的毒素和廢物順利排出來了，表現於整體，就是身體更健康、自癒能力更強；表現於外的，就是皮膚變好，不容易長斑點、痘痘。

很多藝人都說自己靠喝水來維持身材，主要原因在於水沒有熱量，喝水更能刺激交感神經，使代謝變得旺盛，反而還能增加熱量的消耗。有實驗報告顯示，**每天確實補充三次水分、每次五百毫升，大約可多消耗三十%的熱量**，而

且喝水後的三十分鐘，熱量燃燒率就會達到巔峰。

不過，並不是喝什麼水都能達到多消耗熱量的效果，最有效的是喝二十度左右的溫水，因為水分進入人體後要加溫至人體的恆常溫度，而這個加溫的過程需要使用相當多的能量。但若是喝冰水則會招致反效果，因為太冷的水會使身體突然冷卻，反而刺激腸胃或讓身體運作失調，影響自癒能力。

圖解15 3 招聰明喝水法

雖然喝水對人體很重要，但並不是「所有的水」都能幫助健康，許多人走進超商或飲料店買「喝的」，以為這樣就是補充水分了，其實這些飲料不僅不能增加自癒力，還可能會影響代謝，降低免疫力！

1 喝白開水最好

對人體而言，茶、咖啡、碳酸飲料或是啤酒、果汁，雖然可以補充水分，卻也會造成脫水。茶裡有丹寧酸、咖啡有咖啡因、冷飲裡添加了大量的糖。這些物質不僅會從細胞或血液中奪取水分，還需要耗費能量把它們代謝掉，讓身體變得不健康，自癒力也降低。所以要補充水分，白開水才是最好的選擇。

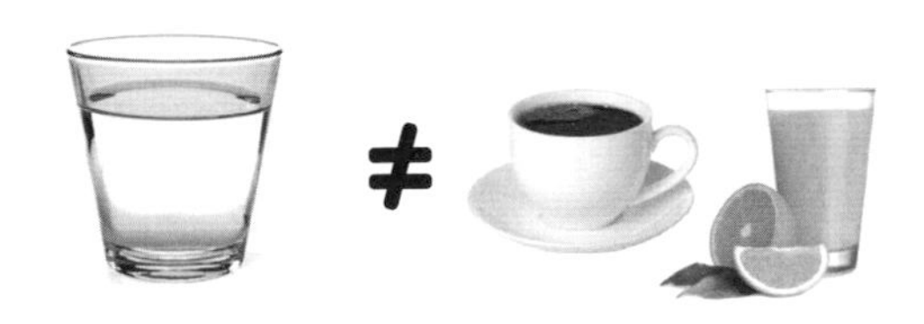

2 早起喝水助排便，吃飯前喝水好消化

人體的代謝都在晚上睡眠時進行，到了早上，被掃出來的垃圾需要外力的幫助才能排出，而水就是最好的「清洗劑」。

要特別注意的是，起床後的第一杯水一定要是白開水，大多人早餐習慣喝的咖啡、牛奶、茶或是營養補充劑，都需要時間先吸收，並不能立刻發揮沖刷腸道的作用。

此外，進食前一小時及空腹時，水分的吸收效率最佳，可幫助酵素活動，後續吃進去的食物就會更快被消化吸收。但若是在吃到一半或飯後喝水，則會稀釋酵素，妨礙消化與吸收，最好避免，如果實在忍不住，也只要喝一小口就好。

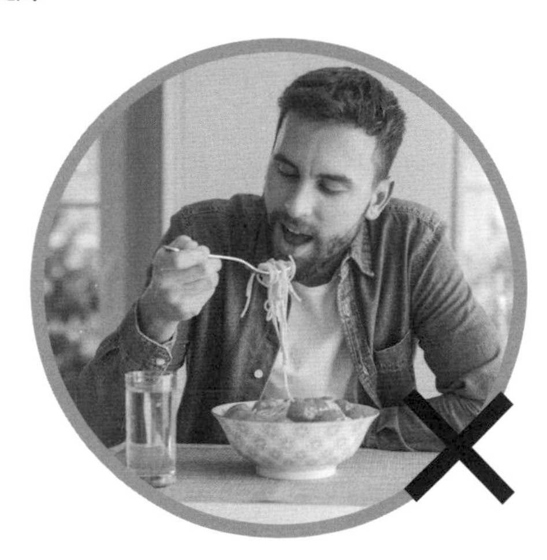

③ 體重×30 就是一天的喝水量

至於一天要喝多少水才夠呢？醫師一般推薦這個簡單的計算方式：

體重（公斤）× 30＝一天需要的水量

例如，一位體重50公斤的人，一天所需要的水量就是1500cc（50×30＝1500），建議上午喝掉500cc，下午再喝1000cc。

最佳的喝水時段是在上午 7 至 9 點及下午 2 至 5 點，這兩個時段是排毒最旺盛的時段，最好喝足 800 至 1000cc 的水，約佔一天飲水量的 3/4，晚上只要再喝 300 至 500cc 就好。如果太晚喝水，不僅讓器官無法休息，還會夜晚頻尿，影響睡眠品質。

用餐後別馬上平躺，以免胃食道逆流

港星成龍曾經在拍片現場突然感覺胸口發熱、絞痛，以為自己罹患心臟病，經過檢查後才發現，原來是得了胃食道逆流。歌手周蕙也曾因為壓力太大，出現胃食道逆流的問題，讓她差點以為是自己倒嗓再也不能唱歌，直到徹底執行半夜十二點之前就寢，而且不再吃甜食之後，症狀也就減緩了。

擺脫胃酸引起的不舒服，別急著吞胃藥

胃食道逆流不是工作壓力大的藝人才有的毛病，高雄榮總曾做過問卷調查

發現，台灣二十五歲以上的成年人，有胃食道逆流的比例高達二十五％，換句話說，全台灣約有三百萬人長期受胃食道逆流問題所苦，可見這是非常普遍的症狀。

胃酸會往上逆流進入食道，通常是因為吃得太多、太快、太油、太辛辣，導致食道括約肌無法確實關閉，胃酸就很容易跑到食道，傷及黏膜組織，而出現喉嚨不舒服、聲音沙啞、長期乾咳，甚至胸口灼熱、疼痛的症狀。此外，壓力、肥胖，或是在情緒不佳的情況下進食，也都可能引起胃食道逆流。

一般人感覺到胃酸引起身體不舒服時，第一個反應就是吞胃藥。根據健保局統計，台灣人一年吃掉的胃藥超過二十億顆，平均一個人一年就吞了超過一百顆胃藥。但其實吃胃藥多半只能暫時改善不舒服的感覺，一旦停藥症狀又會出現，如果長期服藥，還可能出現副作用。

王淑孟藥師提到，**長期吃胃藥可能會讓胃裡的酸鹼值提高，胃酸太低，反而讓腸胃裡的細菌增多。**另外，大部分的胃藥都含有鋁或鎂，鋁具有神經毒性，容易造成便祕，還可能導致失智症，而鎂則可能引起腹瀉。

過度飲食太傷身，偶爾要讓胃「淨一淨」

俗話說「能吃就是福」，台灣「吃到飽」的餐廳林立，電視和網路上也充斥許多大胃王節目，無形中都在鼓勵國人過度飲食。其實能吃未必是福，很多胃部疾部都是吃太多引起的，且長期的胃部疲勞還會造成全身傷害，例如肥胖、腸道疾病，甚至癌症和老年痴呆症，都與過度飲食有關。

大陸衛生部首席健康教育專家洪昭光說過，胃部除了消化之外，還有儲備的功能，就算飽一頓餓三天也無所謂，甚至只要填充胃部一半的食物量，就能提供一天所需熱量了。

胃部既然如此能屈能伸，那麼到了用餐時間若還不餓，也不一定要吃東西，改喝些熱湯亦可，短暫的斷食可以淨化胃部，讓腸胃休息，有些腸胃疾病還可能因此不藥而癒呢！

此外，改變生活習慣和飲食方式，對於改善胃食道逆流是很重要的。例如吃完飯後，先稍做休息或散個步，避免直接躺下。尤其有習慣吃宵夜的民眾，飽餐一頓後多半夜已深，大多會立即就寢，是務必改掉的壞習慣。

此外，吃東西時盡量細嚼慢嚥，少吃肉類、甜食，多攝取高纖蔬果，同時不讓壓力擾亂生活節奏，這些都可以漸漸舒緩胃食道逆流的症狀。但如果做了這些改變，症狀仍然持續沒有好轉的話，還是要由醫生做徹底檢查。

圖解16 4招避免胃食道逆流上身

第1招

如果吃太飽讓胃發脹、括約肌鬆弛，就容易引起胃食道逆流。

第2招

吃完飯後最好等 30 ～ 60 分鐘之後再躺下，不然食物很容易逆流進入食道。

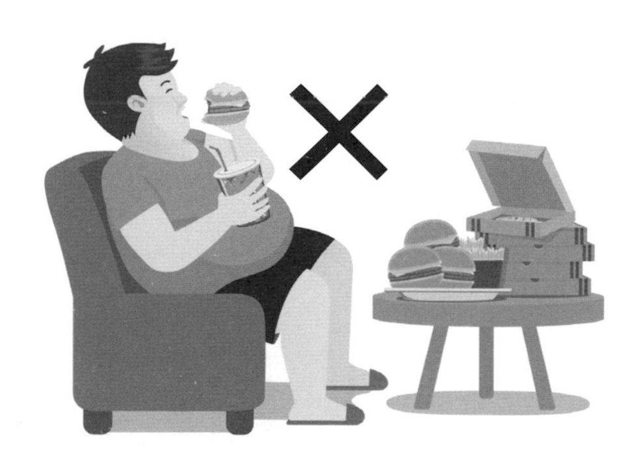

第3招

飯後避免彎腰工作，或是趴著睡覺，上半身彎曲的姿勢易導致胃酸或食物逆流。

第4招

睡覺時把上半身墊高 15 ～ 20 公分，可以減少胃酸逆流到咽喉的機會。

睡飽加穴道按摩，減緩常見頭痛

為了呈現最好的作品，藝人的辛苦和壓力經常轉化成各種病狀，可能是作息不正常讓皮膚變差，也可能因為神經緊繃而引發頭痛。歌手楊丞琳就曾在宣傳期因為連續幾天沒有睡好，而頭痛不已。偏偏又遇到拍照造型的頭飾沒有彈性，緊緊箍住她的頭好幾個小時，讓她更是頭痛欲裂，吃了止痛藥也無法止痛，只有請攝影師趕快拍完，才能鬆一口氣。

頭痛是提醒：該休息或看醫生了

頭痛是很常見的症狀，根據台灣頭痛學會統計，台灣將近兩百萬人有頭痛困擾，其中又有九十二萬人，每個月中有一半天數都在痛，甚至有十至二十萬人天天頭痛。頭痛的原因百百種，像是睡眠不足、神經緊繃、氣候變換都可能引起頭痛，而蛀牙、眼壓太高、口腔裡有膿瘍等等也會讓人頭痛。

其實大部分的頭痛都會自己痊癒，不一定非得吃藥，因為很多不良的生活習慣都會造成頭痛，可能是飲水量不夠，或酒精、咖啡、含糖飲料喝過量造成脫水；或壓力過大、長期身體姿勢不良所引起的，只要調整生活習慣，注意身體姿勢並多做伸展操，就能明顯改善。

止痛藥不一定能止頭痛，還可能掩蓋重症

但有些頭痛卻不單純，而是隱藏著另外一種疾病。例如有位患者因偏頭痛到醫院求診，表示前陣子感冒沒睡好，吃了藥以後，感冒症狀都緩解了，頭卻開始痛了起來，而且以前偏頭痛只要睡一覺就好了，但這次偏頭痛居然吃了止痛藥都沒效。

後來醫生發現他左耳有點腫脹，用耳鏡檢查時，患者還痛到叫了一聲，進一步檢查後，發現患者耳道不但嚴重發炎，還長了紅疹和大大小小的水泡。原來他是得了帶狀疱疹，即俗稱的「皮蛇」，醫生立刻緊急用藥，這才免除了患者眼角膜、聽覺神經或顏面神經受損的危險。

因此雖然頭痛很普遍，只要放鬆肌肉、消除壓力後，多半就會自動痊癒，但還是有些危險徵兆必須特別注意，要盡快去看醫生，像是：

- 本來有慣性頭痛，但某天疼痛的型態突然改變。
- 頭痛伴隨發燒、抽筋、意識變化或昏迷。
- 咳嗽、彎腰或身體用力時會更痛。
- 半夜被頭痛突然痛醒。
- 早晨剛睡醒就頭痛。
- 頭痛的同時頸部僵硬。
- 運動之後感到頭痛。

人體是非常精密的，大腦負責掌管思想、語言、感覺、情緒、運動及反應等各種生理機能，與全身的器官都有關聯。因此假設某個器官出問題，大腦會是最先接收到訊息的單位，很多時候病症不是直接反應在出問題的器官，反而是透過頭痛「提示」。總之，**不管引起頭痛的原因是什麼，都是在警告我們：身體出狀況了，要小心！**

圖解17 按摩4穴道，舒緩頭痛不用藥

按摩穴道是最簡便的頭痛藥，只要用手指關節或指腹，依穴道位置按壓10秒後休息5秒，如此重覆按壓5分鐘左右，就可以減緩頭痛。

百會穴

在頭頂正中央，可以舒緩暈眩及失眠引起的頭痛。

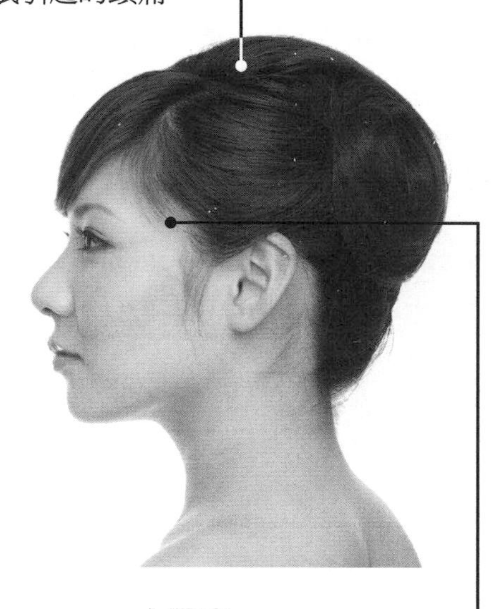

太陽穴

眉角與外眼角的中心位置往後約一指的位置，可以減輕因眼睛不適、感冒或三叉神經痛所引起的頭痛。

太衝穴

大拇趾與二拇趾的趾縫往後 2 吋的位置，可以舒緩情緒壓力引起的頭痛。

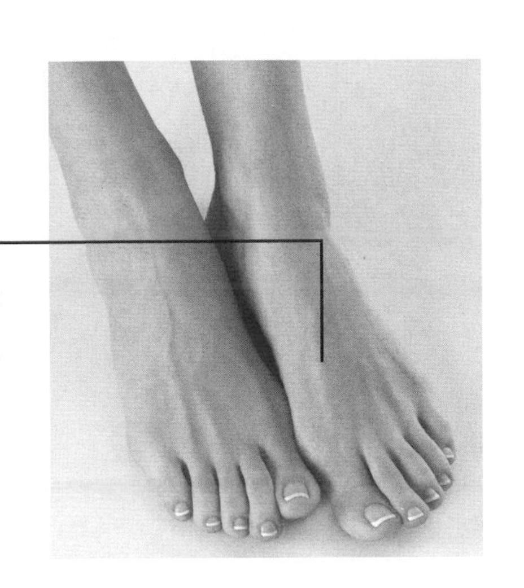

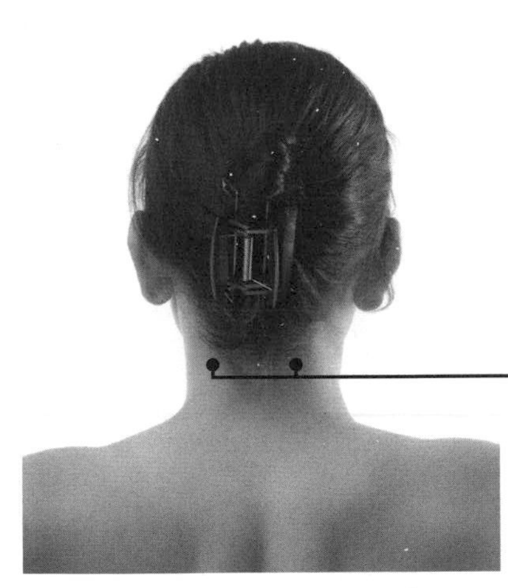

風池穴

在後頸左右髮際下緣凹陷處，可以促進頭部血液流通，減緩後腦勺疼痛及偏頭痛。

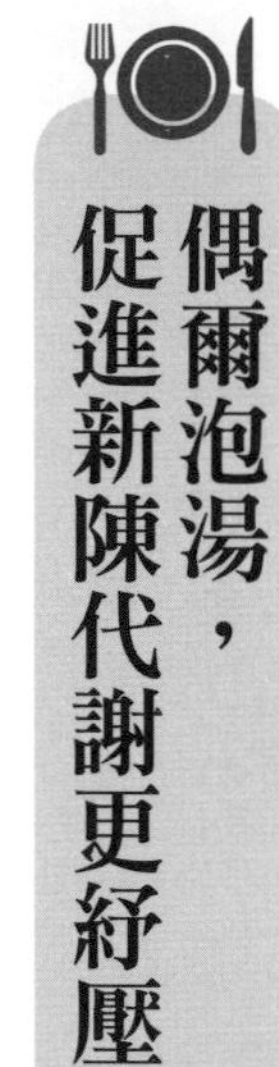

偶爾泡湯，促進新陳代謝更紓壓

根據醫學證實，人的體溫每下降一度，體內細胞的代謝就會隨之變差，免疫力也會降低三成；體溫每上升一度，免疫力就提高五倍。

一般人的正常體溫為三十六・五至三十七・一度，「低體溫」指體溫低於三十六度。低體溫問題多半出現在運動不足導致肌肉量較少、身材偏瘦的人、高齡銀髮族、飲食不均衡及壓力大的人。此外，在一天當中，凌晨三至五點是我們體溫最低的時刻，也是死亡率最高的時候。

泡湯好處多，暖身同時放鬆肌肉

而最簡單、有效提高體溫的方法就是泡澡了。比起省時快速的淋浴，泡澡是將身體置於溫水中，能慢慢、徹底地溫暖身體的方法。曾有研究學者將日本人長壽的原因，歸功於他們熱愛泡澡。

除了在家泡澡，台灣面積雖然不大，但非常幸運地得天獨厚，擁有非常豐富的溫泉資源，甚至有「世界溫泉博物館」之稱。台灣從南到北、從景點到溫泉旅館或飯店，有各式各樣的溫泉型態，溫泉的水質更是多樣化，即使不跑日本，也能享受泡湯的樂趣，隨時來趟溫泉之旅。

根據1111人力銀行與台灣行旅遊網的調查報告顯示，高達九成的上班族曾泡過湯。對長期坐在辦公室、電腦前的上班族而言，肩頸痠痛、背部僵硬時泡個湯，多少能獲得一些改善。

專家指出，歐洲和日本會把溫泉用於治療心血管疾病、風溼性關節炎、慢性阻塞性肺病和糖尿病等。兒童及青少年精神科醫生楊立光也說：「溫泉，是很好的身心保養方式。」醫界與學界普遍都認為，泡溫泉能促進新陳代謝，放鬆神經系統和肌肉，增加副交感神經的活性，達到紓壓的效果。

但是醫師也提醒，不是每個人都能泡湯。書田診所家庭醫學科主任何一成說，有心血管病史、手術完傷口未痊癒、懷孕、痛風、靜脈曲張，或是在泡湯時易有頭暈、心悸等反應的人，都不建議泡湯。另外，老人家泡湯時應結伴較為安全。

除了泡湯，按摩也能讓人放鬆。據全民健康基金會的資料顯示，有不少研究證實，輕柔、舒適的撫觸式按摩，可以使人體交感神經的活性降低、副交感神經活性增加。同時，按摩促使身心放鬆後，會使人體分泌更多感到幸福及愉悅的快樂嗎啡——腦內啡（Endorphin），而與壓力、疼痛相關的腎上腺皮質素分泌則會下降。

岩盤浴能幫助流汗，但瘦身不一定有效

至於數年前從日本引進台灣蔚為風潮的岩盤浴，號稱「懶人瘦身法」，只要躺在加熱的天然礦石上，就能藉由遠紅外線與負離子的作用讓人大量流汗，進而促進新陳代謝，不但能瘦身，還能排毒。日本女藝人小雪、濱崎步，都是岩盤浴的愛好者。

據業者宣稱，只要躺個四十分鐘，消耗的熱量等同慢跑十公里，基礎代謝率也會隨著提升，有助燃脂去水腫。但是，熱量消耗等同慢跑十公里的觀念，也不完全正確，因為跑步時使用肌力，會令心跳加速，岩盤浴卻沒有這樣的效果，燃燒的能量自然不如跑步多。但是透過熱力和礦石發出的遠紅外線和負離子，確實可以加速循環，增強細胞活性，提升體溫，而遠紅外線也早已證實有益健康，但礦石會釋出遠紅外線這點，仍有待商榷。

圖解17 注意5細節，泡湯更安全

泡湯能促進血液循環、放鬆肌肉和神經，但別忘了注意一些安全細節。

出浴動作要緩慢

泡湯會讓血管擴張、血壓降低，因此起身時動作切忌太快，以免低血壓造成暈眩，若是跌倒還有溺水的危機。

水溫不可忽冷忽熱

水溫應控制在40℃以下，也不要冷熱水交替著泡，因為血管急速收縮舒張之下，易引發心肌梗塞或中風。

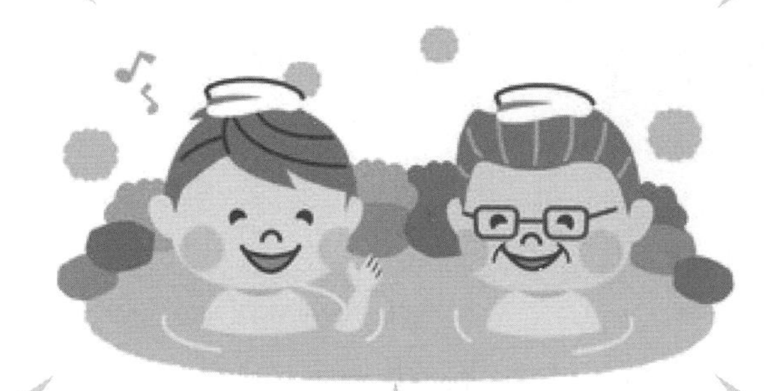

不要獨自泡湯

有心血管疾病或是年長者，最好有親友陪同一起泡湯，也要避免獨自一人在浴池，有突發狀況才能即時救援。

多喝水

泡湯會讓身體流失水分，出現頭暈現象甚至昏倒，因此泡湯時及泡湯後都應多喝水，補足水分。

時間不宜過長

入浴時間以15分鐘為宜，可以起來休息一會再入浴，一次泡太久容易引發心血管及腦血管急症。

重點整理

- ☑ 研究顯示，體重過重或是肥胖（BMI ≧ 24），都是糖尿病、心血管疾病、惡性腫瘤等慢性疾病的主要危險群。

- ☑ 並不是感覺快要窒息才叫氧氣不足，只要空氣中減少 2 至 3%的氧氣，就會有缺氧的問題。

- ☑ 很多人體所需的營養素是水溶性的，例如維生素 B 及維生素 C，必須依靠足夠的水量，才能讓身體吸收營養素。

- ☑ 每天確實補充 3 次水分、每次 500cc，大約可多消耗 30%的熱量；喝水後的 30 分鐘，熱量燃燒率就會達到巔峰。

- ☑ 胃食道逆流通常是因為吃得太多、太快、太油、太辛辣，導致食道括約肌無法確實關閉，胃酸就很容易跑到食道。

健康筆記

健康筆記

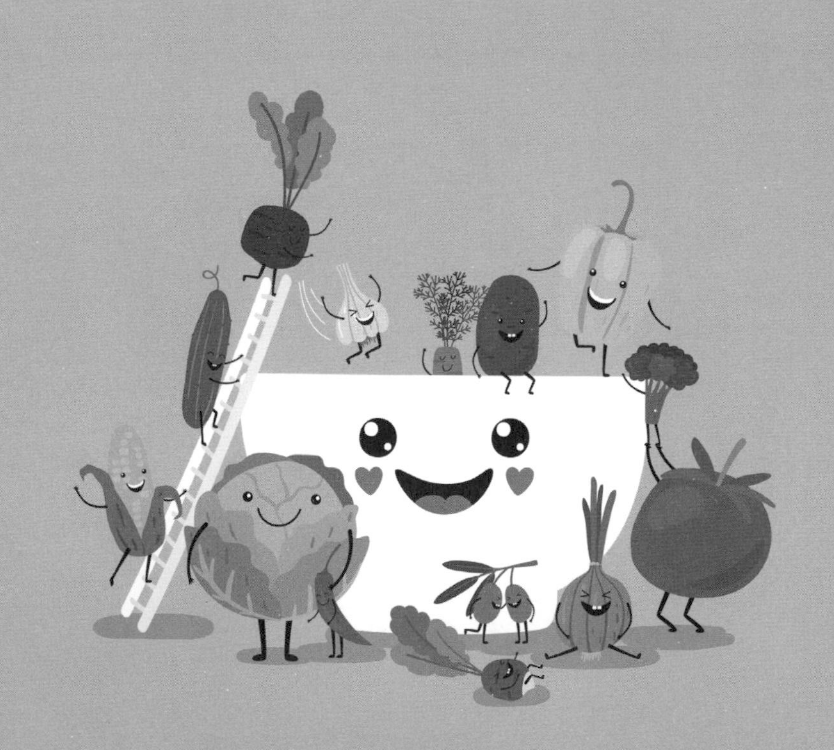

Chapter 4

走路、排汗、做體操，只要15分鐘就能減少癌細胞！

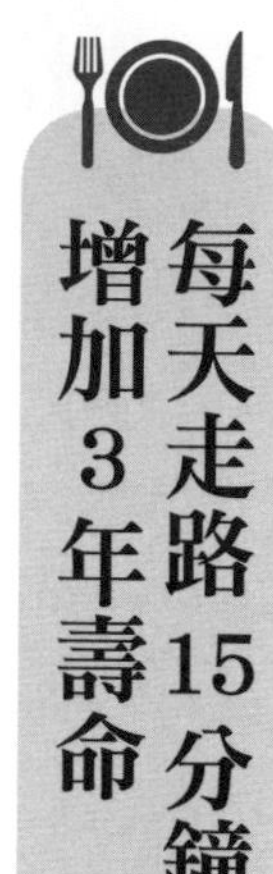

每天走路15分鐘，增加3年壽命

運動保健康已是常識，但要做什麼運動才有效呢？其實光是最輕鬆簡單的走路，就能保健康。現在的醫療趨勢裡，已經有許多醫師將步行運動納入治療方式，有的人也許會認為：「走路的運動強度那麼低，沒什麼用吧！」其實根據研究，如果邁開大步快步走，效果比慢跑更好。

凡事過猶不及，運動也不例外

高齡一百〇四歲的賴甘霖神父，從西班牙遠渡重洋來台服務了近半世紀。

他總是笑瞇瞇，不僅牙口健康、沒有關節炎，雖然年紀大了，卻還能四處跑、探訪病人，甚至從未失眠，根本顛覆了社會對百歲長者的想像。他說：「快走是他唯一的運動。」研究證實，短時間的快走比長時間慢慢走更健康。

大家都知道，運動對於健康有很大的助益，近年更是開始瘋路跑、瘋鐵馬，但對少部分「運動狂熱份子」來說，更多的訓練未必是一件好事，長期甚至可能損害健康。

運動與陽光、氧氣、水份一樣，越多絕不是越好。美國與德國的科學家都發現，經驗老道的馬拉松選手身上，冠狀動脈的阻塞情形，竟然比不運動的正常人還更糟！耐力競賽選手產生心律不整（如心房震顫）的機會，也比一般人高出五倍之多。

世界衛生組織也認定，「走路是世界上最好的運動」。全民健康基金會進一步解說，走路之所以有養生效果，原因就在於走路時要使用到許多下肢的大肌肉，包括大腿肌群（如股四頭肌、股二頭肌）、小腿肌群（如腓腸肌）以及臀肌等，另外肩膀等上身肌肉也需同時擺動。

這些肌群是身體基本活動、儲蓄體能的重要組織，與人體大腦、脊髓、神經互通訊息，當你想進一步跑步、騎車時，有這些肌群的運行，才能伸展得宜避免運動傷害，所以平常要多鍛鍊它們。

人體全身有近五百條肌肉，其中三分之二集中在下半身，莊淑旂博士解釋，肌肉會隨著年齡日漸衰退，握力、臂力、背力等上半身的肌力，到了六十歲仍可保留七成左右的能力，但下半身腿力只剩四成的能力。可見**下半身肌力的退化速度遠大於上半身，因此多走路鍛鍊下肢部位，可以減緩老化。**

走路有助心肺功能、提升免疫力預防癌症

此外，走路運動也有助於心肺功能的提升，甚至能進一步預防心臟病、高血壓、糖尿病、脂肪肝等。若是搭配呼吸，還能得到活絡津液、腦循環順暢的

效果，也是預防癌症發生的良方。

根據國民健康署引述研究證實，每天只要健走十五分鐘，整體死亡風險會比不運動的人下降十四%，死於癌症的機率也會下降一成，平均壽命可延長三年。創立德州大學安德森癌症中心整合腫瘤醫療診所的法蘭克博士也表示，每天走路半小時，一週持續七天，能使乳癌患者的死亡率降低五十%。

台灣就有一個憑著赤腳走路而擊退腫瘤的真實故事。被稱為「赤腳行者」的孫正春，退休後就帶領南投埔里小鎮的居民一起健走。

他說：「可能是我的習慣影響鄰居，剛開始就很隨興，大家晚上吃飽後，差不多八點，就出來一塊散步。」一開始一個人走，接著是患有尿毒症的太太跟著赤腳健走，鄰居看這對夫妻越走越健康，大家也就一起走了。孫正春認為，走路是最和緩、舒服的一種運動，養成走路的習慣之後，就像是生命的必需品，跟吃飯、睡覺一樣。而且走路沒有訣竅，只要不找藉口偷懶，有時間慢慢走，有動就能擁有健康。

曾是林業試驗所研究員的孫正春，四十三歲時被醫生診斷出身上有兩個腫瘤。這消息讓他萬念俱灰，無心工作，連遺書都寫好了。那幾天他經常恍神，老是打赤腳在附近的田裡徘徊，沒想到原本心神不寧，卻越走越清醒。孫正春喜歡這種感覺，突然有個想法：以後乾脆走路上班好了。

在山裡工作的孫正春，開始每天赤腳走路入山，十二・五公里的山路，來回一趟就得花三個鐘頭。走路上班三個月後，不只體重減輕了九公斤，就連身上的腫瘤也消失了。檢查報告出來，醫師簡直不敢置信，其至懷疑是檢查有誤。

孫正春說：「我相信疾病還在我體內，沒有消失，只是在掌控中。」如今，他已經能和自己的癌細胞和平相處，甚至將它們視為好朋友。

圖解 19 走路的正確姿勢

走路健身也是一門學問，正確的姿勢會讓你達到更好的運動效果。

預備姿勢

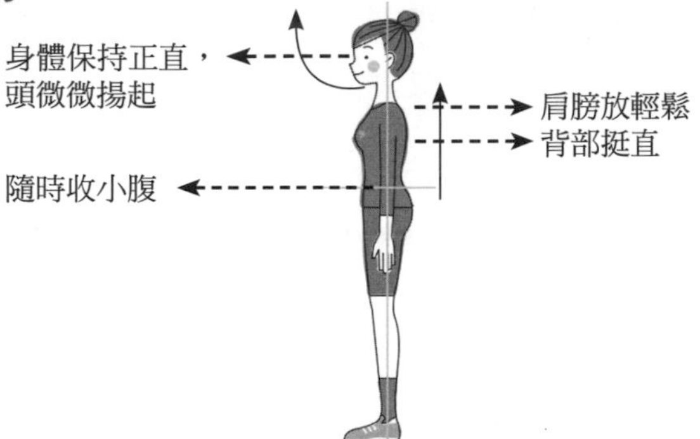

走路姿勢

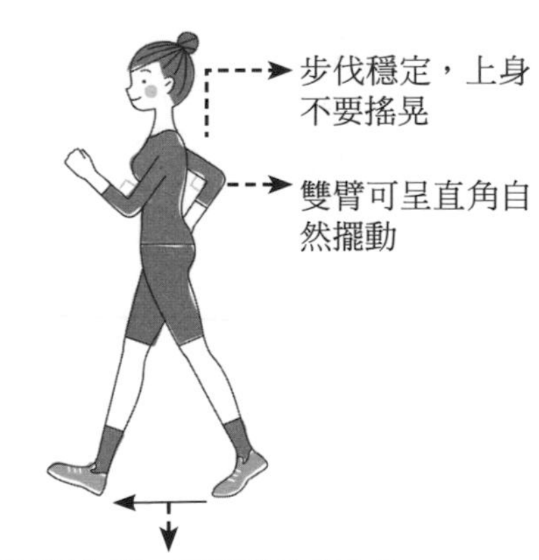

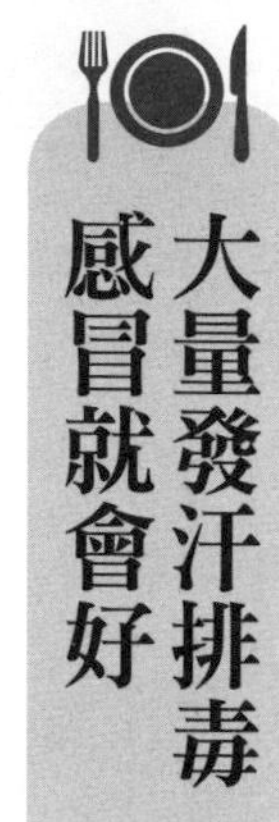

大量發汗排毒，感冒就會好

近年來大多端午節之前，氣溫就已經狂飆到三十五度以上，不開冷氣根本受不了，從熱得發暈的戶外走進屋裡，瞬間被冷空氣包圍，感覺真是暢快。但很多人只要多進出冷氣房幾次，馬上就會出現鼻涕、咳嗽，身體承受不住忽冷忽熱的溫度，很容易就感冒了。

感冒雖然是小病，但不停的咳嗽、鼻塞也是很煩人，如果稍微嚴重一點還會導致發燒，更是讓人渾身不舒服，好像一定要吃藥才行。但是，究竟「感冒」是什麼？需不需要看醫生？要不要吃藥呢？

兒科醫師謝凱生表示，絕大部分的感冒症狀是病毒感染引起的，通常會先有一至兩天潛伏期，這時只會覺得有點疲累，或是頭痛、喉嚨痛。到了第三至五天後，會出現明顯發燒、咳嗽、腹瀉等症狀，接著，**身體便開始對抗入侵的病毒，進而產生抗體而痊癒，整個自癒的過程大約七至十天的時間。**

感冒吃藥只能壓症狀，反而降低身體自癒力

美國國家健康研究院（National Institute of Health）的研究報告就指出：目前沒有任何可以對付一般感冒的處方藥物及醫學治療，而且在可預見的未來也不會有。由此可知，感冒之所以會痊癒，仰賴的完全是我們自己的免疫系統發揮作用，透過充分休息讓感冒自然痊癒，還會增加身體的抵抗力，變得更有活力。

目前一般感冒所吃的藥，都只是壓抑症狀，減少不舒服的感覺，而且藥物的毒性會累積在體內，增加內臟負擔，長期下來會讓身體對於病毒的反應變遲

鈍，反而降低了身體自然療癒的能力。

然而，如果發高燒好幾天都不退，或是持續咽喉疼痛，還是必須去看醫生。林新醫院感染科主任翁青筠提醒，有些疾病的症狀跟感冒相似，如果症狀一直持續沒有減緩，就要先就醫，確認自己到底是感冒，還是得了其他疾病，才能把握治療時機。

此外，某些情況下感冒也會出現嚴重的併發症，像是民謠國寶朱丁順，就是感冒併發肺炎而病逝。身體遭受感冒病毒侵襲後，免疫力大幅下降，加上感冒後造成黏膜脆弱、充血甚至潰瘍，都很容易讓細菌趁虛而入，就可能造成嚴重的併發症，也一定要立即就醫治療。

美國國家健康研究院這樣說

目前沒有任何可以對付一般感冒的處方藥物及醫學治療，而且在可預見的未來也不會有。

圖解20 3 種超簡單出汗法

治療初期感冒最好的方式，就是促進發熱、發汗，讓身體保持溫暖。

1 泡個澡讓身體出汗

可藉由洗熱水澡，讓身體大量排汗，清除體內的廢物毒素。此外，熱水澡的蒸氣也能舒緩鼻塞，身體溫暖了，免疫力也會提升。

2 做低強度運動

和泡澡同樣的道裡，感冒初期只有鼻塞、流鼻水等症狀時，可做些低強度運動，如散步、伸展操、快走等，讓身體升溫、發汗和排毒。

3 喝熱鹹檸檬茶或薑茶

在熱水中加入 1 ～ 2 片新鮮檸檬片及一小撮鹽巴，趁熱喝下，或是用 2 ～ 3 塊生薑加紅糖煮水來喝。鹽巴及紅糖可以補充體力，檸檬有祛痰功效，薑則是去寒發汗，都能幫助緩解感冒症狀，多喝多排尿，感冒病毒也能隨著尿液排泄出去。

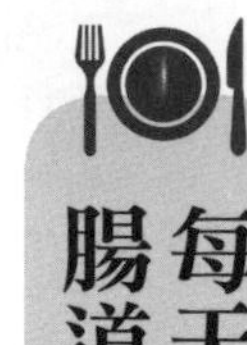

每天5分鐘溫暖操，腸道自然暢通

小王是個三十歲的網路工程師，他幾乎每天加班、長期外食，晚餐往往隨便叫外賣吃，或塞個麵包了事。下班後又經常吃了宵夜才回家，且因工作繁重睡眠不足，更沒時間運動，因而長期便祕，一直服用藥房買來的軟便劑。

後來軟便劑的效果愈來愈差，他只好上醫院求診，醫師詢問他的生活狀況後，並沒有開藥給他，而是要他改變飲食習慣和生活作息，多吃蔬果多喝水。兩週後小王並未上醫院複診，因為他的便祕已經有了大幅改善，也不再因便祕而焦慮了。

腹瀉、便祕，放輕鬆就會好

人的身體會因為壓力、環境、飲食、藥物、不正常的作息，而產生許多毒素，這些毒素非常容易累積在身體裡作怪，身體為了不要讓肝臟受到損害，就會進行自我調節，腹瀉就是其中一種排毒調節的方式。

但如果生活壓力讓人「拉不出來」，或是蔬果、纖維食物攝取不足，形成便祕，毒素全都積壓在腸道裡，就會造成免疫力下降、肌膚老化，成為萬病的根源。

為什麼負面情緒和便祕有關呢？因為大腦感受到壓力時，會讓身體開始分泌荷爾蒙，也會通知交感神經和副交感神經應戰，一旦情緒緊張或焦慮時，交感神經就會令血液集中到腦部、心、肺等重要器官，腸胃的血流量便因此減少，唾液和胃酸的分泌跟著變少，消化蠕動功能也會變慢。大腦、內分泌和神經系統的協調性一旦被打亂，就會影響到腸道，只是每個人的反應不同，有人會腹瀉，有人則是便祕。

拉肚子症狀近年來有個新名字，叫做「腸道激躁症」，簡稱為腸躁症，患者可能長期拉肚子或便祕，也可能兩者交替出現，還有的病人總是覺得肚子脹脹的，要排便後才會舒緩，所以有腸躁症的人常常在找洗手間。

因為有相似症狀的人愈來愈多，但又還檢查不出原因，只統計出這種症狀多半發生在壓力大、自我要求完美或容易情緒緊張的人身上，因此出現腸道「激躁」這種名稱，好像腸道也有情緒，偶爾也會發脾氣，症狀嚴重時甚至會影響生活及工作。

演藝工作的壓力就讓許多藝人有腸躁症問題，像是歌手蕭敬騰只要遇到演唱會，上台前就會狂跑廁所。而主持人曾國城因為接連主持好幾個外景及美食節目，工作壓力加上飲食不正常，也被腸躁症纏身了十年之久，曾有過一天拉肚子六次的記錄。

然而不論是便祕或拉肚子，如果過度依賴藥物，反而會讓藥效愈來愈差，大腸的活力也會逐漸降低，失去原有的功能，尤其若是經常利用藥物或其他外力的幫助，大腸會認為自己不需要「工作」而怠惰，所以出現便祕或腹痛拉肚子時，雖然有些不舒服，但不會維持太久，只要幾天不理他，大腸就會再度乖乖拚命工作了。

腸道不收大腦指令，瀉藥、抗生素會殺光微生物

營養師及腸道專家梅根．羅西（Megan Rossi）博士曾說：「與身體其他器官不同的是，腸道可以獨立運作。它不需要聽從大腦指揮，可以自行發號施令。」消化道內壁的腸神經系統的神經細胞和脊髓一樣多，而且跟大腦一樣，能發出和接收神經衝動，會學習、記憶、思考，甚至還會表達與回應情緒，因而被稱為「第二大腦」。而**人體有七十%的免疫細胞都在腸道中，所以要提高免疫力、對抗病原體，腸道的健康與否至關重要。**

再者，腸道內的微生物對人體平衡調節非常重要，但國人長久以來，習慣性服用抗生素或瀉藥來清潔腸道，希望能改善便秘的症狀。有鑑於此，專家學者再三呼籲，這種用藥習慣必須徹底改觀，否則抗生物質會把腸道內的微生物不論好壞全部殺光光，對身心都會造成不良的影響。

英國營養師及腸道專家梅根・羅西 這樣說

與身體其他器官不同的是，腸道可以獨立運作。它不需要聽從大腦指揮，可以自行發號施令。

圖解21 腸子溫暖，就會想便便

受便秘困擾的人，每天做5分鐘的腸道溫暖操，可溫暖腸胃、促進腸胃蠕動。

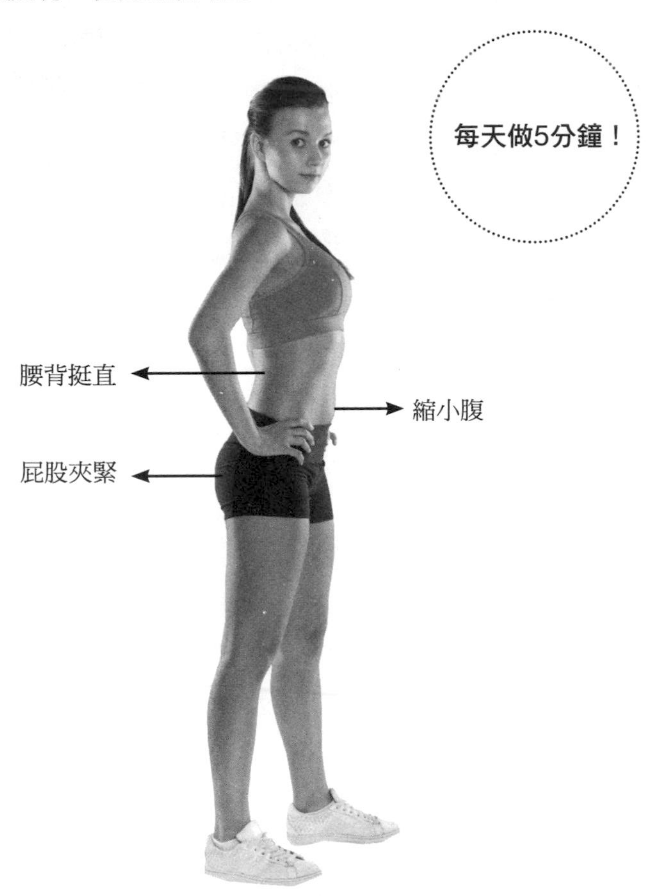

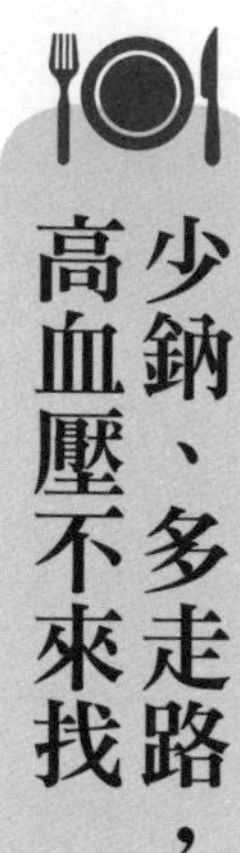

少鈉、多走路，高血壓不來找

根據衛福部的「國民營養健康狀況變遷調查」顯示，台灣約有五百〇八萬人罹患高血壓。其中能有效控制的患者不到兩成，除了未能遵照醫囑用藥之外，更多的人是沒有調整生活形態使然。

生活形態包括日常作息、飲食和運動。飲食方面要多吃粗食和蔬果、少吃油脂，美國農業部營養研究中心發現，多吃富含纖維質的食物，可以降三至七mmHg血壓。此外，高血壓患者還要注意鈉的食用量，每天的鹽攝取量若能控制在六公克以下，血壓就能降低二至八mmHg。

運動對高血壓患者尤其重要，只要運動四十分鐘，就能降低約五%的血

壓。如果實在找不出完整的四十分鐘時間運動，也可以利用零碎時間分次運動，降血壓的效果反而會更好！

吃藥降血壓，就會一輩子依賴藥物

李先生在公司的健康檢查中發現，自己的收縮壓竟超過一百八十mmHg，但因為工作忙碌，又聽說控制血壓的藥物一吃就是一輩子，就不敢去看醫生。沒想到幾個月後，他開始有嚴重的頭痛和心悸，最後只好到心臟科求診。

醫生發現李先生幾乎每天外食，又沒有運動的習慣，晚上還要應酬喝酒，且有體重過重的問題，於是開了降血壓藥給他，並請營養師指導衛教。

後來李先生遵循營養師的飲食建議，養成每天慢跑的習慣，收縮壓逐漸控制在一百三十mmHg左右，後來他又增加了游泳這項運動，藥物的服用量和次數也跟著減少了。

雖然有醫生認為高血壓無法根治，但也有醫生認為，血壓升高是身體適應外界的調適結果，未必是一種病，只要患者修正自己的生活習慣，透過自癒力的提升，讓血壓恢復並保持正常，就可以不用再靠藥物控制，上述的李先生就是最佳的證明。

然而對於「高血壓不吃藥就會好」的說法，也有醫師持保留觀點，心臟血管內科主治醫師任勗龍醫師說道，根據美國及國內的研究報告顯示，在所有高血壓患者中，約有十二至二十一％的患者的確不用靠吃藥，高血壓症狀就能控制得當，但這並不表示所有高血壓患者都不吃藥就會好。

少鈉、多運動，比藥物更有用

任醫師指出，若經由非藥物性的治療，仍無法將血壓降到理想範圍時，就要考慮服用降血壓藥物。**理想血壓是指 140/90 mmHg 以下，有糖尿病或腎衰**

竭的病人，則要降到 130/80mmHg 以下為宜。據統計，需要用藥的患者，約半數需使用兩種以上的藥物才能控制血壓，所以，就算是已經在服藥也不能掉以輕心，以為有吃藥就好，還是要搭配正常的生活及飲食習慣，才能收事半功倍之效。

有高血壓的人，飲食方面首要控制鈉的攝取，不要吃得太鹹。研究證明，攝鹽量與高血壓發病率有直接關係，世界衛生組織建議，每人每天的食鹽攝入量為三至五公克，三餐老是在外的現代上班族，尤其應注意飲食要清淡，蛋白質與蔬果的攝取也要注意均衡。

此外就是體重的控制，肥胖會引起身體的一系列病理變化：**肥胖者的冠心病發病率較體重正常者高約五倍，高血壓發病率是體重正常者的二至六倍**。而運動是控制體重的不二法門，忙得沒有時間運動的上班族，可以用爬樓梯取代搭電梯，或是提早幾站下公車，藉機多走路，步行到公司或回家。

圖解22 三餐在外老是這樣吃，難防高血壓

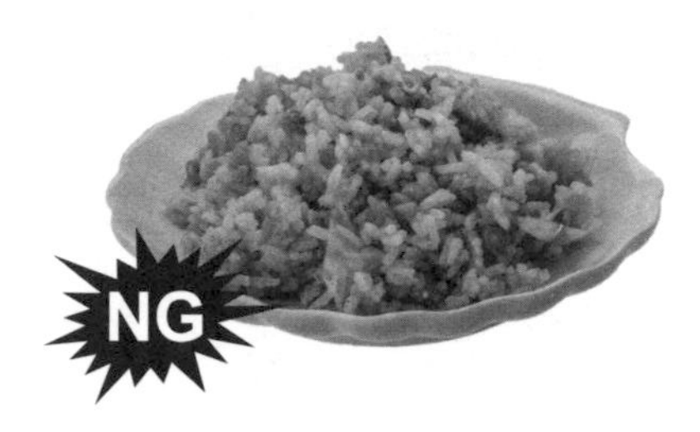

快餐類

少吃炒飯、炒麵， 多吃蔬菜，避免攝取過多油脂。

西餐料理

酥皮濃湯不能喝，沙拉以生菜類為主，主食以海鮮最好。

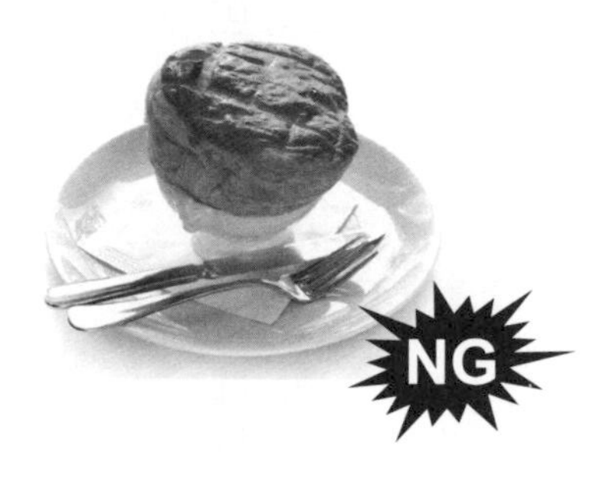

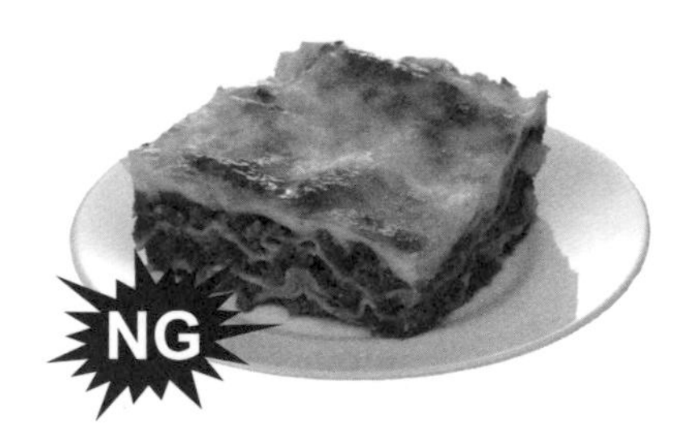

義大利麵

以番茄為主的紅醬最好，奶油醬汁或千層麵少吃；披薩可請店家少放起司、肉類。

日本料理

少吃醃菜類，並注意醬汁的量。

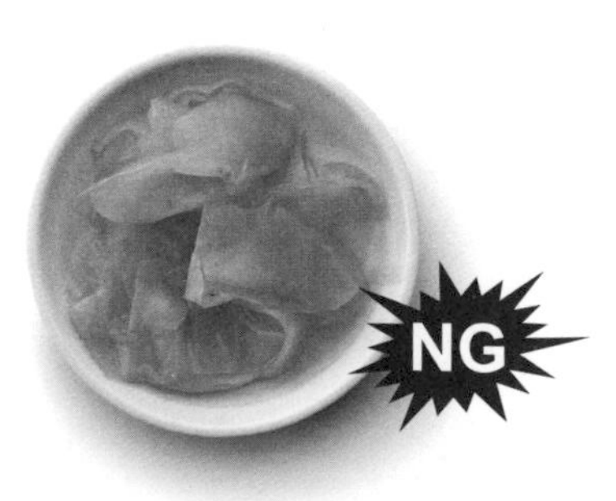

圖解23 多蔬果、不菸酒，一樣可以降血壓

韓國東國大學韓醫學科兼任教授宣在光指出，血壓會飆升不外乎4大不良習慣：不當飲食、不運動、抽菸、喝酒過量。

1

有肥胖問題的人，減重後收縮壓可以降低 5 ～ 20mmHg。

2

一天走路 30 分鐘以上，血壓可以降低 4 ～ 9mmHg。

3

戒酒、戒菸，血壓可以降低 2 ～ 4mmHg。

4

蔬果中的鉀、必需脂肪酸、鈣、鎂有助於穩定血壓，血壓可以降低 8 ～ 14mmHg。

5

一天的鹽分攝取控制在 6g 以下，血壓可以降低 2 ～ 8mmHg。

運動後的多巴胺和血清素，讓心不「感冒」

個性外向、不喜歡受拘束的主持人Janet，剛進入演藝圈時的身型不算纖細，一百七十三公分的身高配上六十五公斤的體重，在美國算是標準身材，但在台灣卻總是被嫌太胖，被經紀公司嚴格要求減肥，為了接拍廣告，她有過一天只吃五顆茶葉蛋，而且連續吃五天的紀錄。

不能吃就愈想要吃，Janet曾經拚命大吃之後再去挖喉嚨催吐，減肥和對外型缺乏自信的壓力，讓她出現了憂鬱症。這時Janet碰巧開始接觸瑜珈，也接下外景節目的主持棒，上山下海的工作，和瑜珈的伸展、彎腰動作，讓Janet的壓力得以抒解，漸漸的憂鬱症也就不藥而癒。

憂鬱很正常，身體溫暖就不怕情緒低落

社團法人台北市生命線協會解釋，「憂鬱」是一種自然的情感狀態，憂鬱時會情緒低落、悲傷、不想與人交際、吃不下、睡不著，這些都是正常的情緒反應。

而「憂鬱症」則是一種心理疾病，通常被稱為「心的感冒」。引起憂鬱症的原因很複雜，不過大多數是由外在壓力和挫折引起的，只要憂鬱情緒出現的時間長短合理（普遍認定是兩週以內），都算正常。但如果當壓力已經消失，卻仍有憂鬱情緒，無法自我平衡，甚至已經影響到生活及工作時，就需要由醫生診斷確定是否為憂鬱症。

除了心理因素之外，人體體溫偏低、身體變冷時，較容易產生負面思考，也會出現憂鬱症狀。日本官方做過統計，發現自殺和憂鬱症的發生率，在秋田、岩手、新瀉、青森這些地區較高，正因這些縣市位置偏北，平時日照少且

氣溫低，導致居民體溫長期偏低，容易有憂鬱傾向。容易憂鬱的人也可以觀察自己是否體溫過低，只要勤加運動，注意飲食和生活習慣，提高自己的平均體溫，自然能遠離憂鬱。

多運動、多感恩，憂鬱不藥而癒

正常情況下人在靜止時，心跳應該是一分鐘六十至八十五下，過快或過慢都不是好事。日本免疫學專家就曾表示，心跳的快慢也會影響人的情緒，人在處於哀傷狀態時，心跳會明顯變慢；而心跳數每分鐘超過七十下時，人的想法會變得比較積極正面。所以感到憂鬱時，可以透過運動來增加脈博次數，讓自己脫離憂鬱陰影。

此外，很多憂鬱症患者被診斷發現，**大腦裡的血清素不足，而治療憂鬱症的藥物「百憂解」，功能就在於阻擋血清素被吸收掉，讓它能留在大腦裡。**

中央大學認知神經科學研究所教授洪蘭提出，已經有研究發現，大量運動可以讓大腦分泌多巴胺、血清素和正腎上腺素，所以只要多運動，就有機會減少藥量，甚至不需吃藥。

另一種常見的情緒反應——焦慮

焦慮和憂鬱一樣，是很常見的情緒反應，也是每個人都會有的經驗。有焦慮感不一定不正常，有時候，適當的焦慮反而因有所刺激，而表現出超乎平常的水準，像是人在緊急的狀態下，可以跑得更快、力氣更大。

正常的焦慮通常是輕微、短暫的，當我們面對生活中的未知、壓力、威脅時，心裡多少都會感到不安，這些適度的焦慮也是促使我們更積極的動力來源。但如果找不到造成焦慮的具體原因，或是焦慮的情緒超過事情的嚴重程度，甚至產生顫抖、心悸、冒冷汗、頭暈的生理反應，讓自己無法過正常生活時，就一定要尋求專科醫師的幫忙。

精神科醫師楊聰財曾在調查報告中舉例，有位行銷人員因為工作壓力太大，經常有喘不過氣的感覺，漸漸的連睡眠品質都變差，還出現頻尿問題，曾經一天跑四十次廁所，生活作息已經不受控制，看了醫生才知道他罹患了焦慮症。

規律性的有氧運動，可改善焦慮症狀

然而，知道原因不見得就能治好焦慮，而且往往不是解決掉某個問題，焦慮症就會痊癒。無論焦慮的原因為何，又是否能得到解決，運動可以改善焦慮的症狀，也能同時放鬆過於緊繃的肌肉，身心方面都能得到舒緩。

哈佛大學的研究員曾做研究，發現當人持續規律的運動，比較能處理長期壓力，對於情緒有更佳的管控程度。書田診所家醫科醫師何一成指出：「有氧運動舒緩情緒的效果較好，無氧運動會刺激產生壓力荷爾蒙反而造成焦慮。」

何醫師接著說明：「研究指出，每天做三十分鐘的有氧運動或負重運動，都可減輕焦慮，舒緩的效果於八星期時達到高峰，之後便沒什麼改變，可持續一年。有氧運動減輕焦慮的效果比負重運動好，可能也是因為，有氧運動肢體活動多較易全神貫注之故。」

圖解24 4招補充血清素，穩定情緒不憂鬱

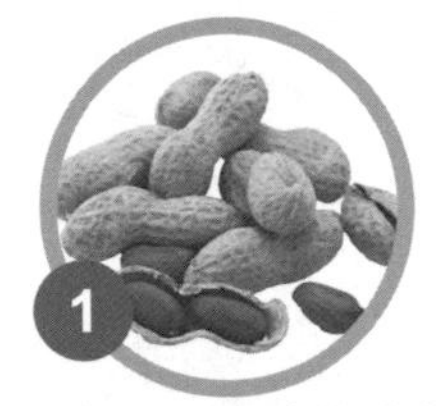

蛋白質含量豐富的食物，可以提高大腦血清素水平，例如肉類及堅果。

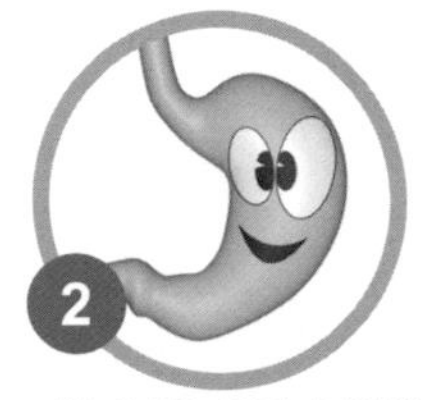

95%的血清素是由腸道所製造，只要腸胃功能好，憂鬱情緒自然會好轉。

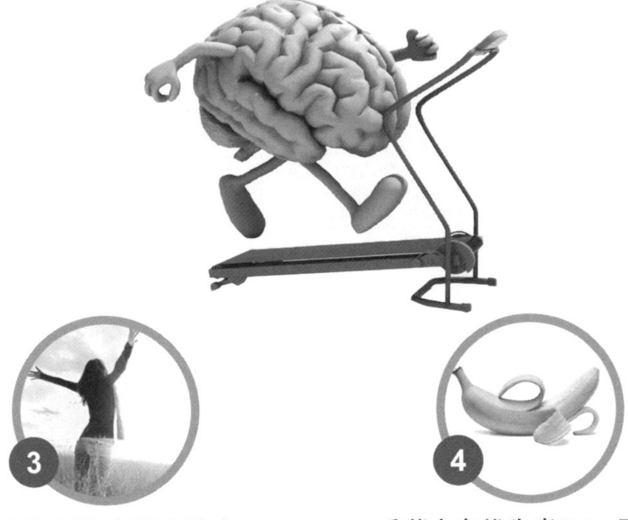

3

陽光能刺激大腦分泌血清素，只要曬太陽5分鐘就有效果，而最適當的時間是20～30分鐘。

4

香蕉含有維生素B6，可提高血清素濃度，有助於抵抗憂鬱症。

圖解25 漸進式肌肉放鬆法，有助擺脫焦慮

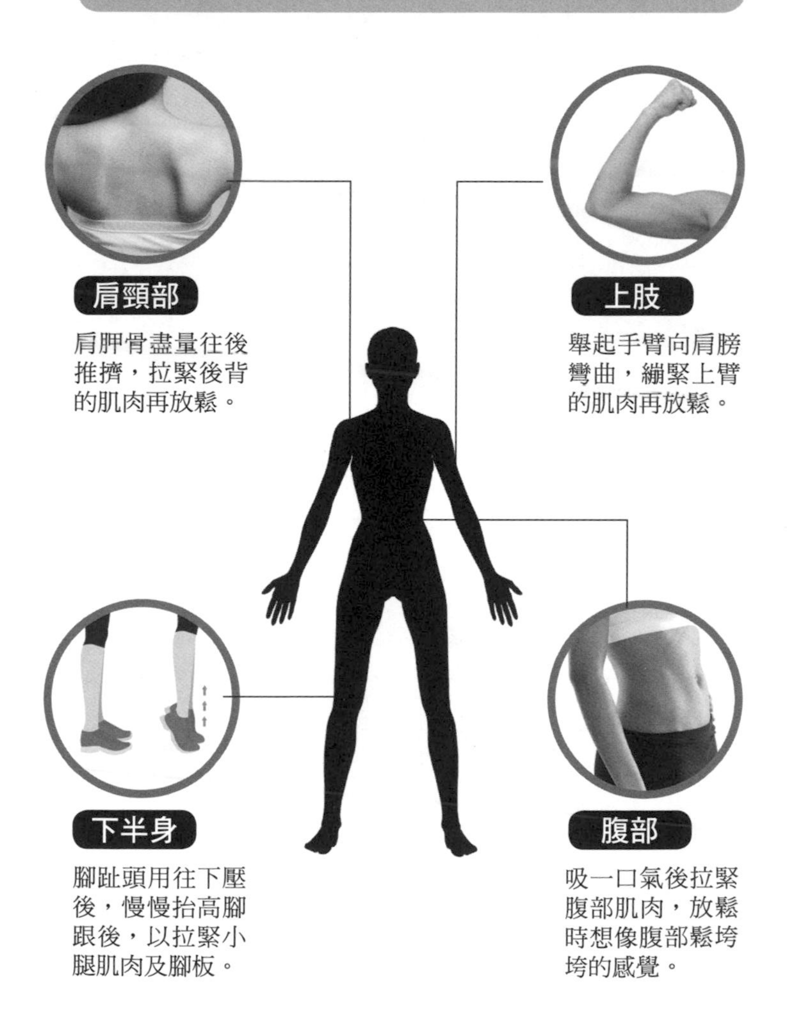

這些運動有效控制血糖、預防失智！

國民黨元老陳立夫活到一百〇三歲才辭世，大家都以為他的身體好，其實他還不到六十歲就被診斷出有糖尿病，還曾因膽結石及膀胱結石動過外科手術，其他大大小小的病更是不勝枚舉。但重點是，他沒有吃藥控制病情，依然活過百歲，而每天吃燕麥加規律作息，以及多運動，就是他的長壽祕訣。像陳立夫這樣「有糖尿病卻不吃藥」，在西方醫學看來是完全不可思議的一件事。

糖尿病依賴藥物，反而忽略健康生活本質

糖尿病是一種醣類代謝的毛病，導致血糖持續升高。在正常情況下，人體能正常轉換飲食中的碳水化合物變成葡萄糖，成為細胞的主要能量。此過程需要胰臟分泌「胰島素」幫忙，一旦人體無法製造足夠的胰島素，或組織無法利用胰島素時，將導致血糖上升，而產生糖尿。

血糖的升高會影響全身，因為高血糖會使得醣類代謝產生對身體有害的物質，進而破壞組織器官，例如引發微小血管併發症。如果微小血管病變出現在視網膜，就會引發視力模糊，甚至失明；若是發生在腎臟，就會引發腎臟病變；如果影響到大血管，就會造成心血管硬化、腦中風或是心肌梗塞。

糖尿病的自癒法：運動、飲食、用藥缺一不可

有不少病患認為只要按時吃藥就能放心，就算不忌口也也能控制住病情。卻不知道，不努力改變生活習慣，只讓自己愈來愈依賴藥物，是讓糖尿病永遠無法治癒的主要原因。要知道，糖尿病的出現就是身體在發出求救警訊，持續吃藥讓檢查數據降低，會使病人有「病已經治好」的錯覺，反而忽略了改善飲食、培養運動等良好的生活習慣，才是根治疾病最終手段。

首先，飲食控制的好壞與血糖高低密切相關，**「終生飲食控制」是有糖尿病困擾的人都應該有的認知**，暴飲暴食、不吃主食、大魚大肉都是錯誤的作法，正確的飲食是要依個人的身高、體重及勞動強度，控制每日進食的總熱量。

此外，**合理的運動能加速糖的分解**，**降低胰島素抵抗**，**提高胰島素的敏感度**，還可提高人體的免疫功能及抵抗力，只要堅持運動，對糖尿病的控制很有

幫助。建議每人每天應至少快走三十分鐘，這麼做可促進新陳代謝，還可預防失智。心理因素也會影響血糖，許多研究證實，心情波動、大悲大傷都會使血糖急劇升高，而心情舒暢、情緒穩定則有利於血糖控制。

但若經過飲食控制、運動或改善生活作息都不能控制血糖時，就必須及時服用藥物。新陳代謝科醫師洪建德建議，初期的糖尿病患可以靠運動、飲食來控制病情，而且治療糖尿病的方法有運動、飲食、用藥，三者缺一不可。現今的糖尿病藥物或者胰島素副作用極少，只要在醫師的指示下使用，還可避免糖尿病引起的肝腎衰竭。因此在該用藥時用藥，反而可以及早控制停藥。

圖解26 糖尿病患者的 5 大運動建議

- 做家事、買菜都只是日常的活動， 消耗的熱量不多，不算是運動。
- 運動時記得隨時帶方糖， 可以在發生低血糖時立刻吃下應急。
- 沒有運動習慣的人可以從快走開始，以走時會微喘但可以講話為原則，並且慢慢增加運動的時間。
- 選擇有氧運動，快走、慢跑、騎單車、跳繩、打羽球、游泳，都可以。
- 飯後1～2小時再運動較佳，但要避免夜晚運動太過激烈，以免睡眠時發生低血糖狀況。

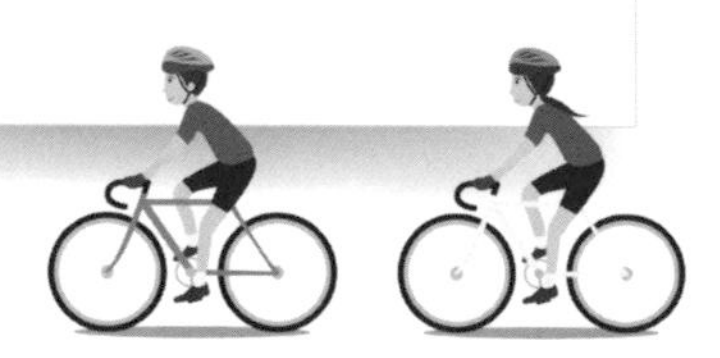

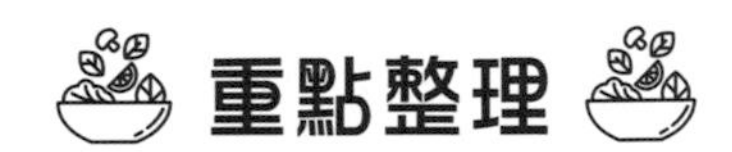

重點整理

- ☑ 下半身肌力的退化速度遠大於上半身，因此多走路鍛鍊下肢部位，可以減緩老化。
- ☑ 根據國民健康署引述研究證實，每天只要健走 15 分鐘，平均壽命可延長 3 年。
- ☑ 目前一般感冒所吃的藥，都只是壓抑症狀，長期吃下來會降低身體自然療癒的能力。
- ☑ 若習慣性服用抗生素或瀉藥來清潔腸道，抗生物質會把腸道內的微生物，不論好壞全部殺光。
- ☑ 運動對高血壓患者尤其重要，只要運動 40 分鐘，就能降低約 5%的血壓。
- ☑ 除了心理因素之外，人體體溫偏低、身體變冷時，較容易產生負面思考，也會出現憂鬱症狀。

健康筆記

健康筆記

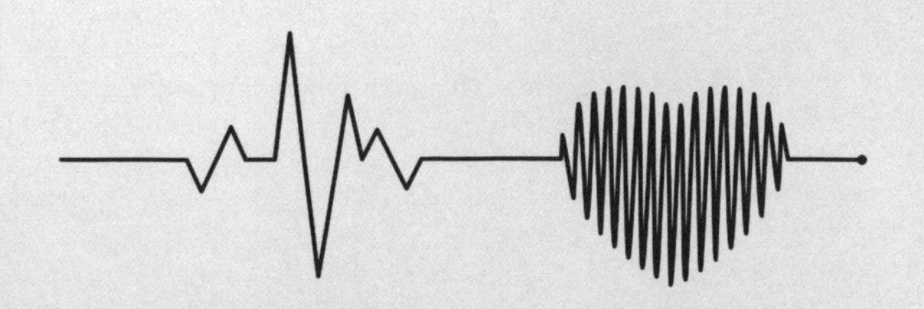

附錄1

健康檢查報告這樣看，就對了！

身高、體重可以計算出 BMI 值， 但並不能因此判定你是胖或瘦，必須連同腰圍算出體脂率，才夠準確。

檢查項目	中文說明	指標	檢查結果值	正常標準值
■基本資料及檢查■				
□Height	身高		164	cm
□Weight	體重		49.4	kg
□With glasses(R't)	矯正右眼		1.5	0.7~2.0
□With glasses(L't)	矯正左眼		1.5	0.7~2.0
□Color-blind	色盲		正常	正常
□Right Ear	右耳		正常	正常
□Left Ear	左耳		正常	正常
□Systolic pressure	收縮壓		104	100~140 mm/Hg
□Diastolic pressure	舒張壓		64	60~90 mm/Hg
□X-RAY	胸部X光		無明顯異狀	
□腰圍	腰圍		70	男:<90;女<80 cm
□BMI	身體質量數	*	18.4	18.5~24
■其它儀器檢查■				
□IOP	右眼壓		12	8~21 mm/Hg
□IOP	左眼壓		14	8~21 mm/Hg
□ABD SONA	腹部超音波		無明顯異狀	
■尿液檢查■				
□U-WBC	尿白血球		(-)	-~(-+)
□U-Nit	亞硝酸		(-)	-~(-+)

血壓數字超標並不一定就是高血壓，只要在正常標準值之內，就可以先飲食控制及多運動，監測 1 ～ 3 個月後再評估。

尿潛血俗稱「血尿」，正常情況下尿液中不含紅血球，檢查結果會是（－），若是尿液中有血，就會以（+）、（++）、（+++）等來表示嚴重程度。除了生理期、激烈運動、吃太多維他命 C 這些一時反應之外，也可能是有尿路結石的問題。

□U-Uro	尿膽素原	(-)	--~(-+)
□U-Pro	尿蛋白	(-)	--~(-+)
□U-PH	酸鹼質	6.5	5.0~8.0
□U-OB	尿潛血	(-)	--~(-+)
□U-SpGr	尿比重	1.015	1.000~1.030
□U-Ket	酮體	(-)	--~(-+)
□U-Bil	膽紅素	(-)	--~(-+)
□U-Glu	尿糖	(-)	--~(-+)
■血液常規檢查■			
□Net-s%	嗜中性白血球	54.3	40~75 %
□Lym-L%	淋巴球	38.9	18~45 %
□Mono%	單核球	4.9	1.2~15 %
□Eosin%	嗜伊紅白血球	1.8	0~6 %
□Baso%	嗜鹼性白血球	0.1	0~1 %
□WBC	白血球	5500	4000~11000 /cumm
□RBC	紅血球	4.05	男:4.5~6.0, 女:4.0~5.5 mil/ul
□HB	血色素	13.3	男:14~18, 女:12~16 g/dl
□HCT	血球容積比	39.3	男:36~54, 女:34~50 %

尿糖和尿潛血一樣，檢查結果正常會以（－）表示，若是尿液中含糖量過高，會以（+）、（++）、（+++）等來表示嚴重程度。尿糖異常除了是大家熟知的糖尿病，也有可能是肝病變或甲狀腺疾病引起的。

平均血球值是指紅血球體積的平均值，若低於標準，可能是地中海型貧血或缺鐵性貧血。長期吃素的人，則會因為體內缺乏動物性維他命 B（B12），而很容易超標。

檢查項目	中文說明	指標	檢查結果值	正常標準值
□MCV	平均血球值		97.0	80~100 fl
□MCH	平均血色素量		32.8	27~34 pg
□MCHC	平均血色素濃度		33.8	31~36 g/dl
□Plat	血小板		194	140~440 K/uL
□RDW	紅血球分佈寬度		12.80	2~30 %
□PDW	血小板分佈寬度		21.18	10~22 %
□MPV	平均血小板容積		8.70	4~13 fl
□P-LCR	大血小板血球率		15.22	10~45 %
□LIC	不正常血球		0	0
■生化項目檢查■				
□GPT	麩丙酮轉氨基酶		12	5~42 IU/L
□Creatine	肌酸酐		0.9	0.1~1.5 mg/dl

肌酸酐是肌肉運動所產生的分解物，若是指數超標，除了可能是嚴重肌肉疾病，也不排除是甲狀腺機能亢進，或是營養失調引起的。

總膽固醇過高雖然會有中風、動脈硬化的風險，但過低也可能是肝硬化或慢性肝炎造成的。膽固醇中也分為壞的膽固醇（低密度脂蛋白，LDL， 標準值為 <130mg/dl）及好的膽固醇（高密度脂蛋白，HDL，標準值為 >40mg/dl）。

□T-CHO	總膽固醇	192	50~220 mg/dl
□TG	三酸甘油脂	80	50~200 mg/dl
□GLU	血糖	73	飯前70~110;飯後90~120 mg/dl
□HBsAg	B型肝炎表面抗原(定量)	0.358	<1.0(-);陰性
□HBsAb	B型肝炎表面抗體(定量)	>1000	<10.0(-),陰性;>10.0(+),陽性
■其它檢查項目D■			
□Breast Sona	乳房超音波	分類1	

健康檢查結果總評欄

01. BMI偏低，表示體重過輕。
02. B型肝炎表面抗體呈陽性，表示可能曾感染B型肝炎或曾注射疫苗而產生抗體，對B型肝炎病毒具免疫力，此為正常。
03. 乳房超音波分類1：無異常發現，每年定期追蹤即可。

三酸甘油脂是體內一種脂肪，指數超標時會跟膽固醇一樣，引起相關的疾病。若是三酸甘油脂、血糖、體脂肪都過高，而好的膽固醇過低，就是代謝症候群。

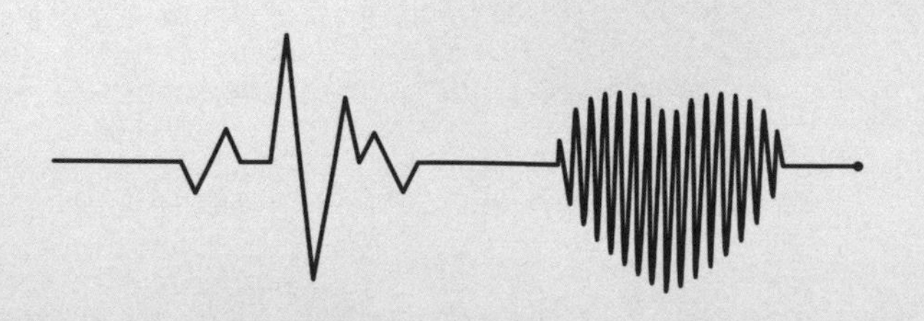

附錄2

哈佛、牛津醫生沒說，但一直實踐的保健秘訣

❖哈佛大學高橋弘醫生

畢業於哈佛大學的日本名醫高橋弘表示，老化、肥胖、壓力過大、有抽菸或喝酒習慣、偏食或暴飲暴食、吃進太多食品添加物或抗生素、睡眠不足、缺乏運動或運動過度、體質寒涼等原因，都會使人體免疫力下降。

❖哈佛大學醫學院

哈佛大學醫學院曾發表一項研究，只要做到維持正常體重、不吸菸、每天做超過三十分鐘中等強度及以上運動、每天喝的咖啡或茶或汽水少於兩杯、均衡飲食且勿暴飲暴食，就能大幅減輕胃食道逆流症狀，部分患者甚至無需再用藥。

❖哈佛大學安德魯．威爾博士

哈佛大學醫學博士安德魯．威爾（Andrew Weil）教授提倡的「4-7-8 呼吸法」（4-7-8 Breathing）能有效幫助入眠。方法為：將舌尖抵在上顎，吐出所有的氣→用鼻子吸氣四秒→屏住呼吸七秒→花八秒吐出所有的氣。此為一個循環，一天最少做四次。

❖哈佛大學的研究

哈佛大學研究發現，早上六點至九點是最常引發栓塞型中風和心肌梗塞的時刻，因此在睡前半小時內喝半杯水、起床後喝一杯水，能有效預防血管阻塞。且喝水應一天多次，每次少量小口慢慢喝。

❖牛津大學的研究

牛津大學研究人員曾追蹤六萬多人超過十年，結果發現以蔬果飲食為主的人，罹癌率比一般人要低。尤以抗血癌的效果最佳，其中罹患淋巴瘤、白血病、多發性骨髓瘤的素食者，人數不到葷食者的一半，證明蔬果所含的植化素具抗氧化作用。

❖牛津大學癌症研究中心

英國牛津大學癌症研究中心，曾經做過一項大規模的比較研究，結果顯示：肉食者比素食者的癌症罹患率多出十二%；而素食者罹患血癌、淋巴癌的機率比肉食者低四十五%，多發性骨髓瘤機率更是低於七十五%，足見多吃蔬果的重要性。

◆哈佛大學的研究

哈佛大學的一項研究指出，每天鈉攝取量若超過世界衛生組織建議的兩公克，那麼每年可能會有一百六十五萬人死於心血管疾病。美國心臟協會因此建議每天的鈉攝取量應低於一．五公克，可幫助降低血壓，及降低心血管疾病的發生率。

◆哈佛大學醫學院

哈佛大學醫學院指出，光是多走路就可以增進健康並維持身材，只要每天步行三十分鐘，就可以增進心智健康、幫助減重、降低乳癌與腸癌的罹患率、提升免疫力、有效避免糖尿病、幫助戒糖、增強心血管健康、維持銀髮族的活動力。

國家圖書館出版品預行編目（CIP）資料

補強基因的缺陷 天天訓練自癒力！：哈佛、牛津醫生沒說，但一直實踐的20個保健秘訣／優渥客著. -- 新北市：大樂文化有限公司，2021.03

208面；14.8×21公分（優渥叢書HEALTH；009）

ISBN 978-986-5564-16-2（平裝）

1.健康法 2.免疫力

411.1　　110002462

HEALTH 009

補強基因的缺陷 天天訓練自癒力！

哈佛、牛津醫生沒說，但一直實踐的20個保健秘訣

作　　者／優渥客
封面設計／蕭壽佳
內頁排版／江慧雯
責任編輯／林育如
主　　編／皮海屏
發行專員／呂妍蓁、鄭羽希
會計經理／陳碧蘭
發行經理／高世權、呂和儒
總編輯、總經理／蔡連壽
出 版 者／大樂文化有限公司（優渥誌）
地址：220新北市板橋區文化路一段268號18樓之一
電話：（02）2258-3656
傳真：（02）2258-3660
詢問購書相關資訊請洽：2258-3656
郵政劃撥帳號／50211045　戶名／大樂文化有限公司

香港發行／豐達出版發行有限公司
地址：香港柴灣永泰道 70 號柴灣工業城 2 期 1805 室
電話：852-2172 6513　傳真：852-2172 4355

法律顧問／第一國際法律事務所余淑杏律師
印刷／韋懋實業有限公司

出版日期／2021 年 3 月 29 日
定價／260元（缺頁或損毀的書，請寄回更換）
ISBN　9789865564162

大樂文化

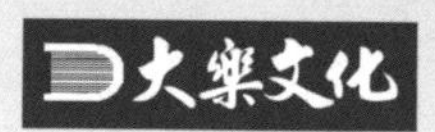
大樂文化